Dr. med. Weizhong Sun

Das große
Qi Gong
Basisbuch

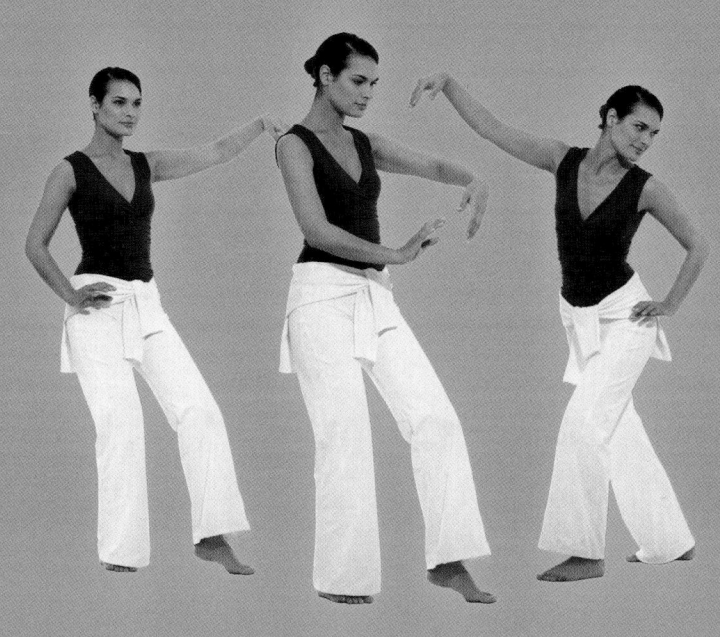

Dr. med. Weizhong Sun

Das große
Qi Gong
Basisbuch

Erleben Sie die Kraft sanfter Bewegungen

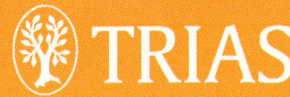

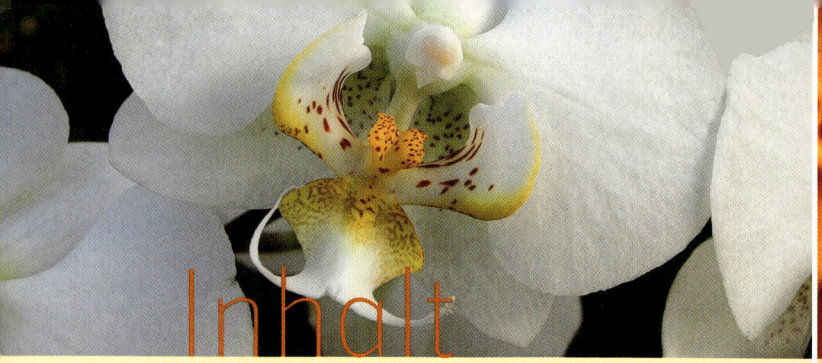
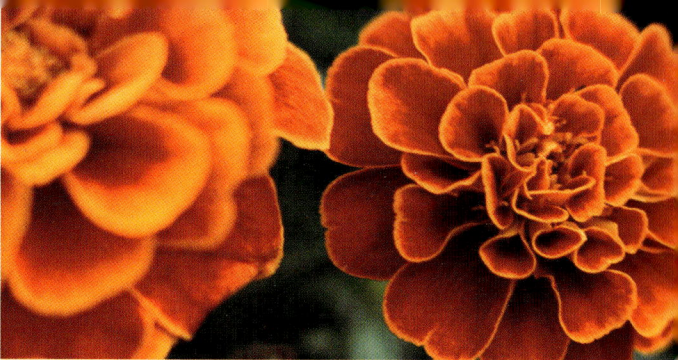

Inhalt

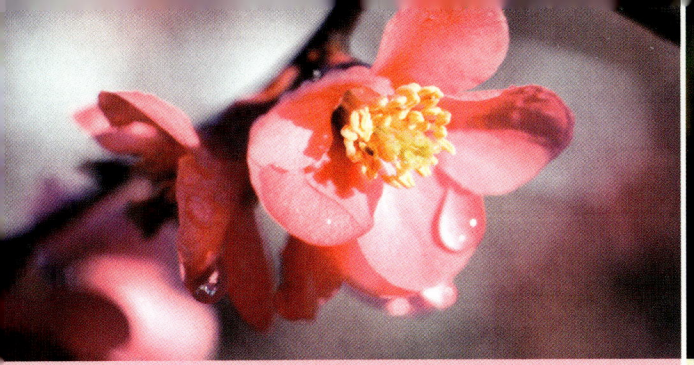
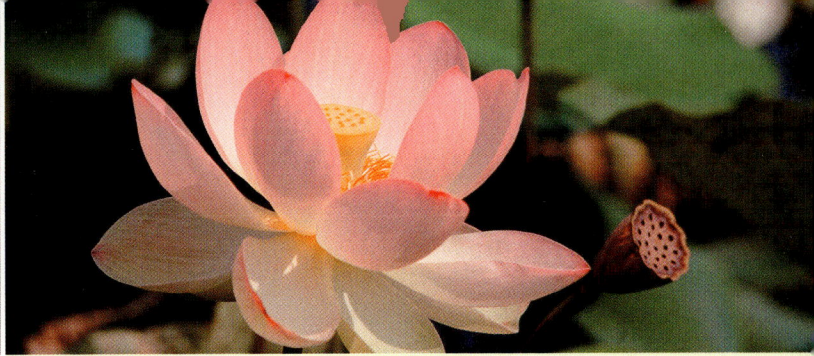

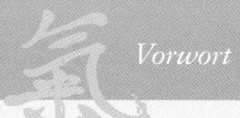
Vorwort

In der Präambel zur Gründung der Weltgesundheitsorganisation (WHO) wurde Gesundheit 1948 definiert als »**Zustand des vollständigen körperlichen, geistigen und sozialen Wohlbefindens und nicht nur das Freisein von Krankheit und Gebrechen**«. *Diese Definition ist dem erstaunlich ähnlich, was der Daoismus, eine philosophische Lehre, die China und die Traditionelle Chinesische Medizin (TCM) maßgeblich geprägt hat, schon seit Tausenden von Jahren als Gesundheit ansieht, nämlich* **im Einklang zu sein mit sich selbst und der Umwelt.**

Doch wie können Sie es schaffen, diesen Einklang zu erreichen? Eine hoch effiziente Methode zur ganzheitlichen Gesunderhaltung, die sich in meinem Heimatland China schon vielfach bewährt hat, ist Qi Gong. Die einzelnen Übungen bestehen aus sehr sanften, meist langsamen, fast »zeitlupenartigen« Bewegungen, gepaart mit der entsprechenden Atemtechnik sowie der Konzentration auf die Bewegung, die Atmung und das Führen der Lebensenergie Qi.

Qi Gong für jeden

Egal, ob alt oder jung, ob Mann oder Frau, kräftig oder schlank, ob Sie bislang regelmäßig Sport betrieben haben oder eher einen gemütlichen Lebensstil bevorzugen – jeder kann Qi Gong ausüben und von den zahlreichen wohltuenden Wirkungen profitieren. Selbst für Menschen mit starken Bewegungseinschränkungen oder bettlägerige Personen gibt es geeignete Übungen. Es ist also nicht verwunderlich, dass Qi Gong auch hierzulande immer mehr begeisterte Anhänger findet. Dabei kann Qi Gong sehr erfolgreich nicht nur zur allgemeinen Steigerung der Lebensqualität, sondern auch zur Prävention (= Vorbeugung) und konkreten Behandlung von Befindlichkeitsstörungen und Beschwerden eingesetzt werden.

Bedauerlicherweise wird der Mensch viel zu oft in seinem harmonischen Gleichgewicht gestört und erkrankt. Dies kann die unterschiedlichsten Ursachen haben. Oft machen sich die Menschen gegenseitig das Leben schwer – als Stichpunkte seien hier nur Mobbing oder Partnerschaftsprobleme genannt. Auch die gesellschaftlichen und politischen Gegebenheiten nehmen Einfluss auf das ganzheitliche Wohlbefinden. Leistungsdenken, Hektik und Zwang sind an der Tagesordnung. Die genannten Faktoren beunruhigen Geist und Seele und wirken sich auf den Körper aus – die Schulmedizin spricht von psychosomatischen Erkrankungen.

Die klimatischen Änderungen bleiben ebenfalls nicht ohne Folge: Die Temperaturen schwanken zwischen großer Hitze und Kälte, Stürme kommen in wachsendem Maße vor. Viele Menschen reagieren darauf sehr sensibel. Nicht zuletzt tragen Umweltbelastungen wie Feinstaub und Elektrosmog dazu bei, dass der Mensch krank wird.

Werden Sie aktiv!

Zugegeben – viele dieser Faktoren sind von Ihnen persönlich nicht oder nur schwer zu beeinflussen; wenn aber Körper, Geist und Seele stark, ausgeglichen und rundum gepflegt sind, können sie Ihnen kaum etwas anhaben. Warten Sie also nicht länger, und »wappnen« Sie sich mit Qi Gong gegen störende Einflüsse! Machen Sie sich dabei bewusst, dass Sie selbst für Ihre Gesundheit verantwortlich sind und aktiv etwas dafür tun müssen. Sie werden schon bald sehen: Es lohnt sich!

Bei regelmäßigem Üben verbessert Qi Gong unter anderem die Stimmung, es reduziert die negativen Auswirkungen von Stress und erhöht Konzentrationsfähigkeit und Ausdauer. Außerdem stärkt und stabilisiert es das körpereigene Immunsystem. Positiv beeinflussen lassen sich durch Qi-Gong-Übungen auch die Funktionen des Herz-Kreislauf-Systems, der Atemwege, des Lymphsystems, der Verdauungsorgane sowie des gesamten Stütz- und Bewegungsapparates. Menschen, die regelmäßig Qi Gong üben, verspüren darüber hinaus jugendliche Lebenskraft.

Mein Weg mit Qi Gong

Wenn ich hier die Vorzüge des Qi Gong so lobend hervorhebe, dann auch aufgrund meiner ganz persönlichen Erfahrungen damit.

Ich kam als schwaches Kind auf die Welt und war meine ganze Kindheit lang immer wieder krank. Mit ungefähr zehn Jahren begann ich, intensiv Qi Gong, Tai Ji und Gong Fu zu trainieren. Durch das regelmäßige Üben besserte und stabilisierte sich mein Gesundheitszustand. Während meiner Studienzeit konzentrierte ich mich überwiegend auf Qi Gong, das ich bei meinem Meister, Fu Sheng Jü, in allen Aspekten lernte. Lern- und Prüfungsstress hatten so ihren Schrecken verloren.

Nachdem ich Fu Sheng Jüs Methode verinnerlicht hatte, fragte ich ihn nach weiteren Übungen, die ich hätte lernen können. Er antwortete mir mit einem einfachen Beispiel: »Wenn du Qi Gong für deine Gesundheit praktizieren möchtest, ist das wie beim Bergsteigen. Wenn du den Berg hinaufgehst, wirst du irgendwann einmal müde. Nimmst du dir dann einen Stock zu Hilfe, geht es gleich leichter. Nimmst du aber zehn Stöcke, wird das Gehen nicht leichter, sondern eher zu einer Belastung. So verhält es sich mit Qi Gong: Hast du ›deine‹ Übungen verinnerlicht, reicht das völlig aus. Zwei, fünf oder zehn verschiedene Stile bringen keinen Mehrwert, sondern stellen eher eine Belastung dar.«

Ich verstand, was mir mein Meister damit sagen wollte, und suchte mir »meine« Qi-Gong-Übungen. Den wahren Wert dieser Übungen lernte ich einmal mehr schätzen, als ich nach Deutschland kam, um bei Professor Dr. med. Manfred Blank in Essen zu promovieren. Eine fremde Sprache, eine andere Kultur, überwältigend viele neue Eindrücke und das Umdenken in medizinischer Hinsicht bedeuteten Dauerstress. Ohne meine täglichen Qi-Gong-Übungen hätte ich diesen Belastungen wohl nicht lange standgehalten. Aber so konnte ich jederzeit die Gedanken zur Ruhe kommen lassen, mein inneres Gleichgewicht halten und neue Energie tanken.

Qi Gong ist also die ideale Methode, um das höchste Gut zu erhalten bzw. wiederzuerlangen: Ihre Gesundheit. Sie müssen sich nur auf den Weg machen und sich regelmäßig die Zeit nehmen, um die heilsame Wirkung der Übungen zu verspüren.

Ich wünsche Ihnen viel Freude auf diesem Weg.

Dr. med. Weizhong Sun

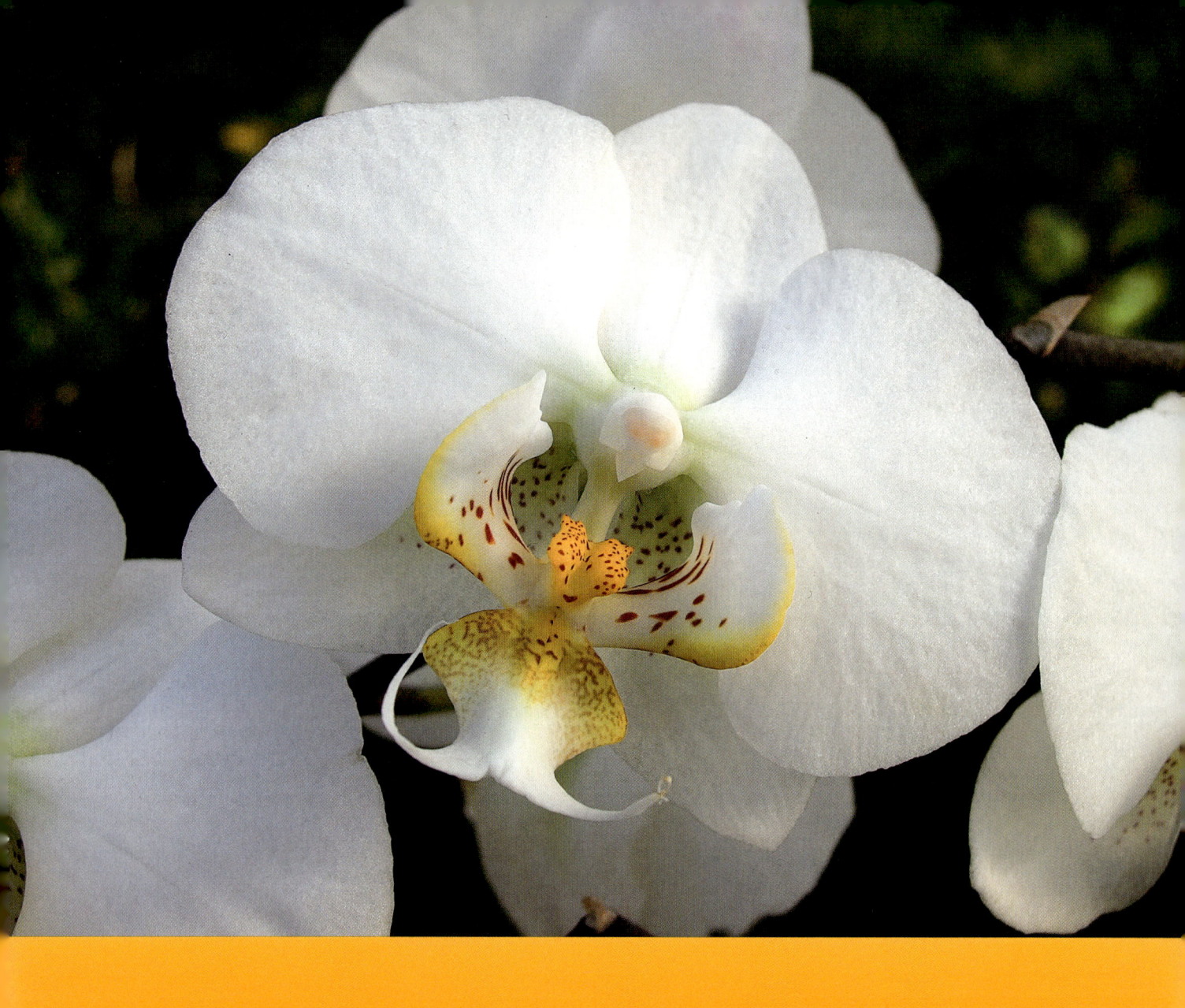

Die Kraft des Qi Gong – eine Einführung

Wer seine Lebenskraft täglich zu erneuern vermag

und es versteht, alle hinderlichen Einflüsse zu überwinden,

ist wahrhaft fähig, sein Leben richtig zu leben.

(Lü Bu We, ca. 300 – 235 v. Chr.)

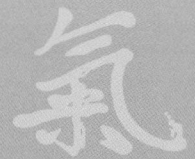

Die Traditionelle Chinesische Medizin

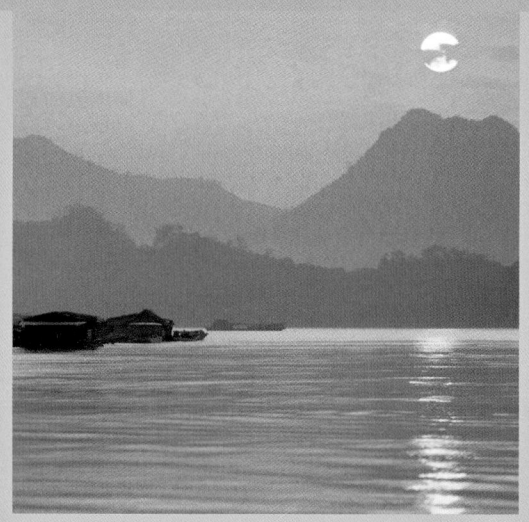

Die Traditionelle Chinesische Medizin hat eine vollkommen andere Vorstellung vom Körper und seinen Krankheiten als die klassische Schulmedizin: Seit vielen Tausend Jahren betrachtet die chinesische Philosophie Körper, Geist und Seele als Ganzes, und auch den Menschen im Zusammenhang mit der Natur. Lesen Sie in diesem Kapitel, wie das komplizierte Zusammenspiel funktioniert.

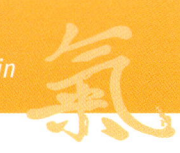

Die Traditionelle Chinesische Medizin (TCM) ist das wohl älteste bekannte ganzheitliche Gesundheitssystem. Sie wurde in China vor über 5000 Jahren begründet und wird auch heute noch mit sehr großem Erfolg nicht nur dort, sondern auf der ganzen Welt ausgeübt.

Ein grundlegendes Merkmal der TCM ist, dass der Mensch an sich sowie seine seelischen und körperlichen Faktoren (zum Beispiel Beschwerden wie depressive Verstimmungen oder auch die Funktionen der Organe) nicht isoliert betrachtet werden, sondern dass immer ein größerer Zusammenhang hergestellt wird. So ergibt sich ein vielfältiges und vielschichtiges Beziehungsnetzwerk, das sich einem in der Traditionellen Chinesischen Medizin Ungeübten oft erst auf den zweiten Blick erschließt.

Die Verbindung von Körper, Geist und Seele

Bei gesundheitlichen Störungen wird daher nicht das einzelne Krankheitssymptom behandelt – also nur das schmerzende Knie oder nur die in ihrer Beweglichkeit eingeschränkte Schulter –, sondern immer der ganze Mensch. Körper, Geist und Seele werden dabei von jeher nicht getrennt voneinander betrachtet, sondern sie sind voneinander abhängig und bilden somit eine Einheit. Der Körper beeinflusst Geist und Seele, und umgekehrt beeinflussen Geist und Seele auch den Körper.

Bestimmt haben Sie das auf die eine oder andere Weise auch schon einmal erlebt: Wenn man zum Beispiel bei einer fieberhaften Erkältung zur Bettruhe gezwungen ist, vielleicht noch einen wichtigen beruflichen oder privaten Termin hat, ärgert man sich, weil der Körper »nicht so will« wie man selbst – das ist Stress pur. Umgekehrt zeigt sich eine gedrückte Stimmung, vielleicht aus Angst vor einem bestimmten Ereignis oder aus Trauer um den Verlust eines geliebten Menschen, oft in einer »gedrückten«, also krummen Körperhaltung. Hält diese Fehlhaltung über längere Zeit hinweg an, können schmerzhafte Muskelverspannungen die Folge sein, die behandelt werden müssen.

Verlorenes Wissen

Auch im Westen erkannte man bereits in der Antike diese Zusammenhänge, doch dieses Wissen geriet für lange Zeit in Vergessenheit. Erst in den letzten Jahrzehnten ist das Zusammenspiel von Körper, Geist und Seele auch in der Schulmedizin wieder verstärkt in den Mittelpunkt des Interesses gerückt. Man spricht von der psychosomatischen Medizin (Psyche = Seele, Soma = Körper). Hierbei spielen übrigens auch soziale Faktoren, wie die Lebensumstände des Kranken (Arbeit, Wohnung, Familie, Freunde), eine Rolle.

Weisheit

Himmel, Erde und ich leben gemeinsam, und alle Dinge und ich selbst bilden eine untrennbare Einheit.

Zhuangzi, ca. 369 – 298 v. Chr.

Mensch und Umwelt

Eine weitere wichtige Wechselbeziehung ist die zwischen dem Menschen und seiner Umwelt. So wurde der Mensch schon von den alten chinesischen

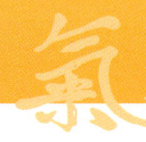
Heilkundigen als Mikrokosmos oder »Abziehbild« des ihn umgebenden Universums gesehen. Beide entspringen einer allumfassenden Kraft, die sie als »Dao« (manchmal auch »Tao«) bezeichneten. Es ist also nicht verwunderlich, dass die Heilkundigen die sie umgebende Welt (Natur, Himmel und Erde) und ihren Rhythmus sehr genau beobachteten.

Ihre Erkenntnisse stellten eine wichtige Grundlage für die Diagnose und die Behandlung der Patienten dar und sind noch heute Bestandteil der TCM. So ist auch im Bezug auf den Körper von Elementen wie Feuer und Wasser die Rede, oder aber der Einfluss von Klimafaktoren wird für die Entstehung von Krankheiten verantwortlich gemacht.

Yin und Yang

Ein wichtiges Symbol des chinesischen Konzepts von Ganzheitlichkeit und wechselseitiger Beeinflussung ist das Prinzip von Yin und Yang. Dieses wird erstmals im I-Ging, dem »Buch der Wandlungen«, erwähnt, dessen Entstehung auf 1000 – 700 v. Chr. datiert wird. Yin stand ursprünglich für »die dunkle Seite eines Hügels«, Yang entsprechend für »die helle Seite eines Hügels« – stellen Sie sich einfach einen Berg vor, auf den etwas von der Seite her die Sonne scheint.

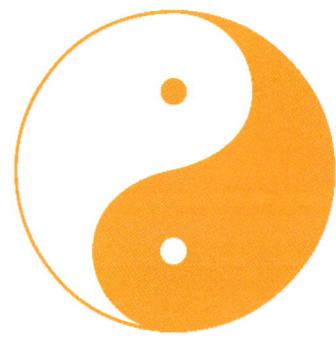

Das Symbol verdeutlicht das Prinzip von Yin und Yang: Beide sind unterschiedlich, aber sie verbinden sich zu einer Einheit, und jedes Element trägt auch den Keim des anderen in sich.

Im Laufe der Zeit wandelten sich die Definitionen: Yang wurde zum Synonym für Sonnenlicht, Yin für den Schatten. Daraus leitete sich später die Sonne als Bild für Yang, Yin als Bild für Erde und Mond ab. Die fortschreitende Verallgemeinerung der beiden Begriffe führte dann zu allen weiteren Entsprechungspaaren.

Wofür stehen Yin und Yang?

Yin ist unter anderem zugeordnet:
Mond, Kälte, Wasser, Dunkelheit, Nacht, Ruhe, passiv, weiblich, Körper, rechts, Tal, innen, kalt, unten, flach, klein, schwach, Feuchtigkeit, Norden
Yang ist unter anderem zugeordnet:
Sonne, Wärme, Feuer, Licht, Tag, Bewegung, aktiv, männlich, Geist, links, Berg, außen, heiß, oben, rund, groß, stark, Trockenheit, Süden

Eine dynamische Einheit

Yin und Yang sind somit zwei Extreme, zwischen denen sich alles bewegt. Sie sind jedoch keinesfalls als eigenständige Gegensätze zu begreifen, sondern als zwei Elemente, die sich gegenseitig bedingen und beeinflussen. Ohne das eine ist das andere nicht möglich, sie gehören untrennbar zusammen. Und eine Veränderung des einen bewirkt eine Veränderung des anderen. Yin und Yang stehen daher auch für ständigen Wandel. Fließend gehen Sie ineinander über, so wie der Tag in der Dämmerung langsam zur Nacht und die Nacht im Morgengrauen allmählich wieder zum Tag wird.

Zudem trägt jedes Yin auch ein wenig Yang in sich, jedes Yang ein wenig Yin. Um in unserem Beispiel zu bleiben: Auch die dunkelste Nacht hat ein wenig Helligkeit, und der hellste Tag einen Anteil von Dunkelheit und Schatten. Die Begriffe sind im

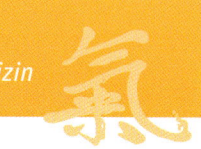

Übrigen auch immer relativ zu verstehen und nicht absolut. So gehört Sport prinzipiell zu Yang; innerhalb der Sportarten würde man eine ruhige, eher konzentrierte Bewegungsform wie Bogenschießen aber zu Yin zählen. Ein anderes Beispiel: Frauen werden generell dem Yin zugeordnet – ist aber in einer reinen Frauengruppe eine Frau besonders aktiv, so würde man sagen, dass sie Yang ist.

Das harmonische Gleichgewicht

Um Harmonie zu erreichen, ist unbedingt eine Ausgewogenheit von Yin und Yang erforderlich. Diese ist jedoch leider nicht immer gegeben. Die Traditionelle Chinesische Medizin unterscheidet grundsätzlich:
- Shi = Überfluss
- Xu = Mangel

Entsprechend gibt es vier Disharmonien:
- Überfluss an Yin oder Yang
- Mangel an Yin oder Yang
- Überschuss an Yin und Yang
- Mangel an Yin und Yang

Was kann dies konkret auf den Menschen bezogen bedeuten?

Ein Yang-Überschuss führt zu einem Yin-Mangel. Ist ein Mensch sehr aktiv – sei es im Beruf, im Sport oder auch geistig –, befindet er sich im Yang, d. h., etwa im Sinne der westlichen Medizin ist im vegetativen Nervensystem (welches unter anderem für Atmung, Verdauung, den Wasserhaushalt und den Stoffwechsel zuständig ist) der sogenannte Sympathikus, der aktivierende Nerv, bestimmend.

Ein Yin-Überschuss führt zu Yang-Mangel. Ist ein Mensch besonders ruhig, müde und ausgelaugt, befindet er sich im Yin, d. h. etwa, dass der Parasympathikus, der Ruhenerv, überaktiv ist.

Im Einklang mit der Umwelt und sich selbst

Die Begriffe Harmonie und Gesundheit sind in der TCM untrennbar miteinander verbunden, denn: Gesundheit bedeutet hier das harmonische Gleichgewicht aller Kräfte im Menschen sowie den Einklang des Menschen mit seiner Umwelt. So steht es schon im Tao-te-king (= »Vom Tao und seiner Tugend«), dass der chinesische Weise Laotse im 4. Jhdt. v. Chr. verfasste. Es gilt als das Grundlagenwerk des Daoismus (auch »Taoismus« genannt), eine der philosophischen Lehren, die China neben Buddhismus und Konfuzianismus nachhaltig prägte.

Umgekehrt ist Krankheit immer das Ergebnis einer Störung der Harmonie, eines Ungleichgewichts von Yin und Yang und der Disharmonie der fließenden Lebensenergie im Körper, des Qi.

Solche Störungen zu erkennen, zu beheben und das Gleichgewicht der Kräfte wiederherzustellen ist nicht nur das Ziel von Qi Gong (sprich: »Tschi Gung«), sondern das Ziel aller Bemühungen in der chinesischen Medizin.

Das Erbe des Gelben Kaisers

Schon zu Zeiten des legendären Gelben Kaisers, der ca. von 2696 – 2598 v. Chr. regiert haben soll, waren körperliche und geistige Übungen zur Stärkung der Harmonie Teil der allgemeinen täglichen Gesundheitspflege. Huang-Di, der Gelbe Kaiser, war Eroberer, Richter, Krieger und Herr des Weltenbergs Kunlun (chinesische Gebirgskette mit über 7000 m hohen Bergen) und der Erdmitte. Seine Mutter, so berichtet die Legende, empfing ihn von den Blitzen am Nachthimmel und brachte Huang-Di nach 20 Jahren (!) Schwangerschaft zur Welt. Auch wurde überliefert, dass er sofort sprechen konnte.

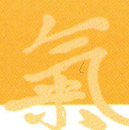
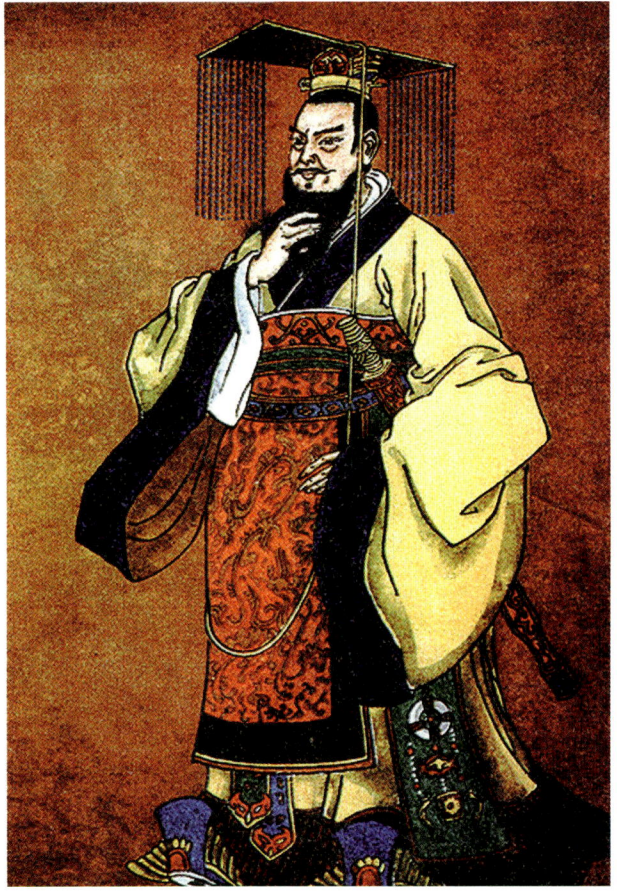

Huang-Di, der Gelbe Kaiser, dem eines der Standardwerke der TCM, das Huang-Di Nei-jing, zugeschrieben wird

Das legendäre Standardwerk

Dem Gelben Kaiser wird der Tradition nach das Huang-Di Nei-jing (= »Die Medizin des Gelben Kaisers«) zugeschrieben, auch wenn es vermutlich erst um 200 v. Chr. entstand und von mehreren Autoren verfasst wurde. Dieses Werk gilt noch heute als eine der wichtigsten Schriften der TCM und ist aus Universitäten und Kliniken in China nicht wegzudenken. Es umfasst 81 Abhandlungen in zwei Büchern (Su Wen = »Fragen organischer und grundlegender Art«; Ling Shu = »Göttlicher Angelpunkt mit Hinweisen zur Akupunktur«) und enthält das zeitgenössische Wissen der TCM. Im Su Wen finden sich – aller Wahrscheinlichkeit nach fiktive – Dialoge des Gelben Kaisers mit einem Gelehrten seines Hofes, in denen er Fragen zum allgemeinen Lebensgeschehen und zum Aufbau des Organismus sowie zur Entstehung, Diagnose, Behandlung und Vorbeugung von Krankheiten stellt und der Gelehrte ihm ausführlich antwortet.

Heute und vor 5000 Jahren: ungesunde Lebensweisen

Eines dieser im Huang-Di Nei-jing zitierten Gespräche zwischen dem Gelben Kaiser und seinem Minister Qi Bo zur allgemeinen Gesundheit illustriert sehr schön die Auffassung von einem Leben in Harmonie und Balance und ist erstaunlicherweise so modern, dass es auch heutzutage stattgefunden haben könnte.

Huang-Di: »Mir ist zu Ohren gekommen, dass in alten Zeiten die Menschen um die 100 Jahre alt geworden sind, wobei sie immer noch am Leben teilnahmen und in ihren Unternehmungen nicht nachließen. Aber heute werden die Menschen nur halb so alt und dabei immer hinfälliger. Hängt dies damit zusammen, dass sich die Welt von Generation zu Generation ändert, oder hat es damit zu tun, dass die Menschheit die Gesetze der Natur nicht mehr beachtet?«

Qi Bo antwortete: »In alten Zeiten orientierten sich die Leute, die das Tao verstanden, an Yin und Yang, den beiden Prinzipien, die Natur ausmachen, und lebten in Übereinstimmung mit den Gesetzen des Kosmos und der Gestirne. Sie waren zurückhaltend beim Essen und Trinken, sie standen zu den gleichen Zeiten auf und gingen zu den gleichen Zeiten zu Bett. Auf diese Weise hielten die Alten Körper und Geist zusammen, um so die ihnen zugemessene Zeit voll auszuschöpfen, die bis zu hundert Jahre betragen konnte, bevor sie dahinschieden. Heute aber sind die Menschen ganz anders: Sie trinken Wein und sind in ihrem Verhalten überaus leichtsinnig, was ihre Lebensweise angeht. Sie übertreiben es in der körperlichen Liebe, und ihre Leidenschaften übertreffen ihre Lebenskraft bei weitem, und in ihrem Verlangen vergeuden sie ihre wahren Kräfte. Sie wissen nicht, wie sie Befriedigung in sich selbst finden können, und sind in der Kontrolle ihres Geistes ungeübt. Sie geben sich völlig dem Genuss hin und halten sich somit von den Freuden eines langen Lebens fern. Sie stehen zu unregelmäßigen Zeiten auf und gehen zu unregelmäßigen Zeiten zu Bett. Aus diesen Gründen erreichen sie nur die erste Hälfte von hundert Jahren und lassen dann körperlich nach.«

Wie man sieht, haben diese Feststellungen Qi Bos noch immer nicht an Aktualität verloren. Auch in unserer Zeit haben viele Menschen ihr »inneres Gleichgewicht« und das richtige Maß verloren und leben nicht im Einklang mit der Natur und dem von ihr vorgegebenen Rhythmus – sei es freiwillig oder unfreiwillig (wie bei Schichtarbeitern).

Vorbeugen ist wichtiger als heilen

Ein altes chinesisches Sprichwort sagt: »Um eine Krankheit zu behandeln, bedarf es keines großen Mediziners, um die Gesundheit zu erhalten aber eines wahren Meisters.« Hierin zeigt sich die grundlegende Auffassung, die in der TCM immer noch Gültigkeit hat, nämlich dass es wesentlich besser ist, eine Krankheit von vornherein zu vermeiden, als ihre Symptome zu behandeln.

Die TCM ist also eine Medizin, in der der Prävention, der Vorbeugung bzw. Pflege der Gesundheit, sehr große Bedeutung zukommt.
Diese Philosophie spiegelte sich übrigens auch im Honorierungssystem der alten Heilkundigen wider: Sie wurden nämlich nur für die Gesunden bezahlt.

Weisheit

Eine Krankheit zu heilen, nachdem sie aufgetreten ist, das ist, als grabe man einen Brunnen erst, wenn man durstig ist, oder als schmiede man erst dann Waffen, wenn der Krieg bereits ausgebrochen ist.

Aus dem Huang-Di Nei-jing

Für jeden Kranken wurde hingegen ihr Honorar gekürzt. Verständlicherweise setzten sie also alles daran, dass niemand krank wurde.
Die Vorbeugung erfordert allerdings auch die aktive und bewusste Mitarbeit des Patienten – wenn er nicht bereit ist, seinen Lebensstil bezüglich Ernährung, körperlicher Aktivität, Ruhe, Beziehungen etc. positiv zu verändern, dann kann auch der Arzt nur schwer etwas ausrichten.

Einmalige Diagnoseverfahren

Um den ganzen Menschen im Zusammenhang mit seiner Umwelt wahrzunehmen, beobachtet ein chinesischer Arzt soziale, physische, psychische sowie seelische Faktoren, bewertet sie und setzt die gewonnenen Erkenntnisse nach energetischen Gesichtspunkten um. Dabei bedient er sich zum Teil einmaliger Diagnoseverfahren wie zum Beispiel

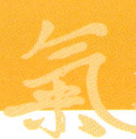
der Zungendiagnose als Teil der visuellen Diagnostik sowie der Pulsdiagnostik, die 28 verschiedene Pulsqualitäten unterscheidet. Auch auf die Stimme, die Atemgeräusche und den Körpergeruch des Patienten wird ein chinesischer Arzt genau achten. Nach der Diagnose kann dann eine oder mehrere der fünf Behandlungssäulen der TCM eingesetzt werden, um den Patienten wieder in sein natürliches Gleichgewicht zurückzubringen.

Die fünf Säulen der TCM

Von den fünf Behandlungsmethoden der TCM sind vier als eher passive Therapieformen anzusehen:

- Akupunktur und Moxibustion
- Tuina (= manuelle Therapie, zum Beispiel Akupressur)
- Arzneimitteltherapie (der Einsatz von Heilkräutern und Mineralstoffen)
- Ernährungsrichtlinien

Die fünfte Säule erfordert insbesondere die aktive Mitarbeit des Menschen. Zu ihr zählen:

- Bewegungen mit bestimmten Atemtechniken und Konzentrationsübungen (zum Beispiel Tai Ji oder Qi Gong)

Das Qi fließt in den Energiebändern

Die Lebensenergie, das Qi, muss also frei und ungestört fließen können, damit die Gesundheit erhalten wird. Seinen Weg durch den Körper findet das Qi vor allem über das Energiebandsystem. Die Energiebänder (auch »Meridiane« genannt) verlaufen sowohl dicht unter der Haut als auch tiefer im Körper und bilden ein energetisches Netzwerk von Kanälen, das nicht nur die Akupunkturpunkte, sondern auch die Organsysteme (nach der TCM) miteinander verbindet und beeinflusst. Es gibt eine Vielzahl von Energiebändern. Für die Moxibustion, die Tuina und die Akupunktur etwa sind die zwölf Haupt-Energiebänder entscheidend, weil auf ihnen die wichtigsten Akupunkturpunkte liegen. An diesen Punkten kann man das Qi direkt beeinflussen: je nach Methode mit Erwärmung durch Abbrennen von Moxa-Zigarren in der Nähe der Haut, mit Druck oder mit einer Nadel. Auch für die Kräutertherapie sind die Haupt-Energiebänder sehr wichtig.

Die zwölf Haupt-Energiebänder

Die zwölf Haupt-Energiebänder sind jeweils spiegelgleich auf der rechten und der linken Körperhälfte zu finden und den zwölf Organsystemen der TCM zugeordnet. Man unterscheidet:

- Lungen-Energieband
- Dickdarm-Energieband
- Magen-Energieband
- Milz-Pankreas-Energieband
- Herz-Energieband
- Dünndarm-Energieband
- Blasen-Energieband
- Nieren-Energieband
- Perikard-Energieband (dieses wird manchmal auch Kreislauf-Energieband oder Herzbeutel-Energieband genannt)
- Dreierwärmer-Energieband
- Gallenblasen-Energieband
- Leber-Energieband

Diese zwölf Haupt-Energiebänder werden auch als »Großer Kreis« bezeichnet.

Zudem fasst man gemäß dem Prinzip von Yin und Yang häufig noch jeweils drei Energiebänder auf der Innenseite der Arme bzw. Beine (= Schattenseite) sowie der Außenseite der Arme bzw. Beine (= Sonnenseite) zusammen:

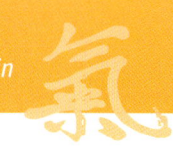

Auf den Armen:
- 3-Yin-Energieband: Lungen-, Perikard- und Herz-Energieband
- 3-Yang-Energieband: Dickdarm-, Dreierwärmer- und Dünndarm-Energieband

Auf den Beinen:
- 3-Yin-Energieband: Milz-Pankreas-, Leber- und Nieren-Energieband
- 3-Yang-Energieband: Magen-, Gallen- und Blasen-Energieband

Auf der Mittellinie des Körpers verlaufen noch zwei außerordentliche Energiebänder, vorne das Ren-Energieband und hinten das Du-Energieband, die zusammen auch als »Kleiner Kreis« oder das »Meer des Yin und Yang« bezeichnet werden.
Zur Veranschaulichung finden Sie eine Abbildung der Energiebänder in der vorderen Innenklappe.

Die Energiezentren

Beim Fluss des Qi durch die Energiebänder gibt es drei Stellen, an denen sich besonders viel Lebensenergie sammelt, sogenannte »Dantiane«: Das obere Dantian liegt an der Nasenwurzel zwischen den Augenbrauen, das mittlere Dantian auf dem Brustbein ungefähr in Höhe der Brustwarzen und das untere Dantian ca. zwei Fingerbreit unter dem Nabel. Das untere Dantian ist das Hauptenergiezentrum und spielt bei den einzelnen Qi-Gong-Übungen eine wichtige Rolle. Es ist daher in diesem Buch immer dann gemeint, wenn vom Energiezentrum oder Dantian die Rede ist.

Zusammenspiel von Funktionen: die Organsysteme

In der TCM meint man mit »Organen« nicht die anatomischen Strukturen, die aus der westlichen Medizin bekannt sind, sondern hier wird wieder in komplexeren Zusammenhängen gedacht. Daher spricht man auch von Organsystemen oder Funktionskreisen. Die Organsysteme sind größere funktionelle Einheiten, das heißt, in jedem von ihnen geht es um ein Zusammenspiel der Funktionen von verschiedenen Elementen. So wird einem Organ unter anderem eine Emotion, ein Sinn, ein äußerer Klimafaktor, eine Jahreszeit und eine Tageszeit zugeschrieben.
Zum Funktionskreis Leber gehören zum Beispiel die Emotionen Ärger und Zorn, die Leber speichert das Blut, sie wird mit dem Sehen in Verbindung gebracht, hat als äußeren Klimafaktor den Wind, als Jahreszeit den Frühling, als Tageszeit den Morgen und korrespondiert mit der Gallenblase.
Die verschiedenen Funktionskreise sind über die Energiebänder miteinander verbunden, greifen ineinander über und beeinflussen sich gegenseitig.

Im Westen unbekannt: der Sanjiao

In der TCM wird auch der Dreierwärmer, oder Sanjiao, als Organ betrachtet, obwohl eine konkrete anatomische Struktur fehlt, die man ihm zuordnen könnte. Er ist eine Art Passage, in der verschiedene Organe liegen. Seine Hauptaufgabe ist die Aufspaltung der Nahrung und der Körperflüssigkeiten in einen reinen und einen unreinen Anteil, mit der Ausscheidung des unreinen Teils. Er koordiniert außerdem den Stoffwechsel, die Bewegung der Körperflüssigkeiten und das gesamte Qi.
Der Sanjiao unterteilt sich in drei Bereiche. Zum oberen Sanjiao gehören Herz und Lunge, zum mittleren Sanjiao Milz, Magen, Leber und Galle, zum unteren Sanjiao Niere, Blase und Darm.
Die Unterteilung in die verschiedenen Bereiche des Sanjiao entspricht der Unterteilung in verschiedene Energiebereiche des Körpers.

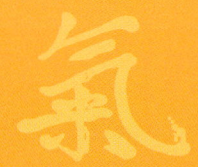

Was ist Qi?

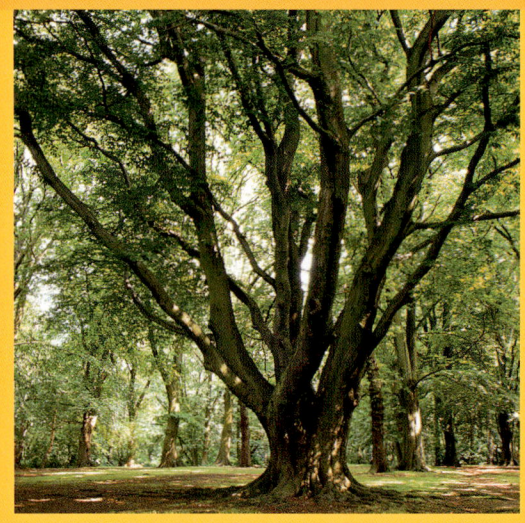

Im Mittelpunkt der chinesischen Philosophie und Medizin steht die Lebensenergie Qi. Ihr ungestörter Fluss ist die Voraussetzung für einen gesunden Körper – und für einen gesunden Geist. Wie diese Lebensenergie bei Ihnen persönlich aussieht, ist in gewissem Maße erblich bestimmt, kann aber auch von Ihnen positiv beeinflusst werden.

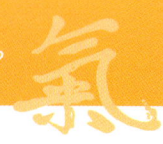

»Qi« wird sehr oft vereinfacht mit dem Begriff »Lebensenergie« übersetzt – dies ist zwar nicht falsch, wird ihm jedoch auch nicht ganz gerecht. Im übertragenen Sinne bedeutet Qi so viel wie Energie, Atem und universelle Lebensenergie. Und selbst in der wörtlichen Übersetzung vereint Qi eine Vielzahl von Begriffen wie Energie, Äther, Hauch, Luft, aber auch Temperament, Kraft oder Atmosphäre. Doch was genau ist unter Qi zu verstehen?

Die universelle Kraft

Die alten daoistischen Meister erzählten, dass das Qi aus dem Nichts heraus geboren wurde. In der chinesischen Philosophie und Medizin steht Qi für die bewegende, die vitale Kraft des Körpers, aber auch der ganzen Welt und des ganzen Universums. Es ist die Kraft, die allem innewohnt.

Die Existenz des Menschen und der ganzen Natur um ihn herum ist abhängig vom Qi. Die Welt dreht sich nur durch Qi, der Wind weht nur durch Qi, und alle Elemente existieren nur durch Qi. Wenn Qi ungehindert fließen kann und im Gleichgewicht ist, verläuft das Leben in einem harmonischen Rhythmus. Außerdem kann es auch für die Emotionen des Menschen stehen und nach ganz moderner daoistischer Auffassung zusätzlich noch für die Tätigkeit des neurohormonalen Systems, also der Nerven und Hormone.

Vorgeburtliches und nachgeburtliches Qi

Das Qi ist keine unendliche und keine homogene Substanz, sondern eine fließende Kraft, die wir in unserem täglichen Leben stetig verbrauchen. Es teilt sich in zwei Energiequellen auf: das vorgeburtliche und das nachgeburtliche Qi.

Das vorgeburtliche Qi (auch: Yuan Qi = »Energien des früheren Himmels« oder »Qi der Quelle«) geht im Augenblick der Zeugung von unseren Eltern auf uns über und wird in dem Organsystem der Nieren gespeichert. Es ist in seiner grundsätzlichen Qualität relativ unveränderlich und in seiner Quantität, also der Menge, begrenzt. Es kann im Laufe des Lebens daher nicht vermehrt, aber doch gepflegt und ernährt werden. Das vorgeburtliche Qi regelt den Kreislauf des menschlichen Lebens wie Geburt, Wachstum, Altern und den Tod. Es bewegt den ganzen Organismus und steht in engem Zusammenhang mit der Lebenskraft. Ist das Yuan Qi erschöpft, ist das Ende des Lebens erreicht.

Weisheit

Was Qi hat, lebt, was kein Qi hat, stirbt.
Leben entsteht durch Qi.

ALTE CHINESISCHE WEISHEIT

Das nachgeburtliche Qi (auch: Hou Tian Zhi Qi = »Energien des späteren Himmels«) steht für die Energien, die wir über die Atemluft und die Nahrung aufnehmen. Im Gegensatz zum nahezu unveränderlichen vorgeburtlichen Qi ist das nachgeburtliche Qi so stark und gut, wie wir es mit unserer Art zu leben (Atmung, Ernährung, Bewegung, Stressmanagement, Suchtverhalten etc.) zulassen. Es unterteilt sich wiederum in:

- Brust-Qi (Zong Qi): Es befindet sich im Brustkorb und steht in engem Zusammenhang mit den Funktionen, die Lunge und Herz übernehmen.

19

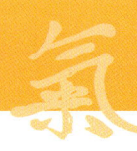

Seine Hauptaufgabe besteht in der Kontrolle der Atmung, der Sprache, des Herzens, des Kreislaufs und der motorischen Bewegungen.

■ Abwehr-Qi (Wei Qi): Es schützt vor äußeren schädlichen Einflüssen und öffnet und schließt auch die Hautporen, was für die Regulierung der Körperwärme von Bedeutung ist. Es hält den Kontakt des Körperinneren zur Außenwelt und bildet das körpereigene Abwehrsystem: über die Haut (ca. 2 m² Fläche), die Atemwege (ca. 100 m² Fläche) und das Verdauungssystem (über 300 m² Fläche). Während des Tages befindet sich das Wei Qi an der Körperoberfläche, nachts schützt es die inneren Organe.

■ Das Nähr-Qi (Ying Qi): Es zirkuliert in den Energiebändern und Blutgefäßen und ernährt alle Organsysteme und Gewebe des Körpers.

Die Pflege von vorgeburtlichem und nachgeburtlichem Qi

Das nachgeburtliche Qi kann das vorgeburtliche Qi pflegen und »auffüllen«, ähnlich einem Becken, in das immer wieder automatisch Wasser nachfließt, damit der Wasserpegel erhalten bleibt. Der Wasserpegel an sich ist aber unveränderlich. Dieses »Auffüllen« ist immer dann notwendig, wenn Sie zum Beispiel über einen längeren Zeitraum hinweg überfordert sind, zu viel Stress haben und negative Gefühle Ihr tägliches Leben bestimmen. Sowohl vorgeburtliches als auch nachgeburtliches Qi können durch regelmäßiges Üben von Qi Gong positiv beeinflusst werden. Das vorgeburtliche Qi wird gepflegt, während das nachgeburtliche Qi reguliert und gestärkt bzw. aufgebaut wird.

Das wahre Qi des Menschen

Alle diese Qi-Arten (Yuan Qi, Zong Qi, Wei Qi und Ying Qi) zusammen machen das wahre Qi des Menschen, das Zhen Qi, aus. Wenn das wahre Qi ausreichend stark ist, dann ist der ganze Mensch (mit Energiebändern und Organsystemen) im Lot. In der chinesischen Medizintheorie gibt es darüber hinausgehend viele Aspekte und Differenzierungen von Qi. So spricht man zum Beispiel auch von Leber-Qi oder Milz-Qi – damit ist dann das zum jeweiligen Organsystem gehörende Qi gemeint.

Die drei Schätze

Zwei weitere wichtige Begriffe in der TCM neben Qi sind Shen und Jing (sprich: »Dsching«). Jing, die Essenz, wird in den Nieren gespeichert, ist die komprimierte Form von Qi und Voraussetzung für körperliches und geistiges Wachstum. Das Shen hat seinen Sitz im Herz und meint, vereinfacht gesagt, den Geist. Qi, Shen und Jing werden gemeinsam auch als die drei Schätze des Menschen bezeichnet, die es im Laufe des Lebens zu bewahren gilt.

Die wichtigsten Funktionen des Qi im Überblick

■ Qi ist der Ursprung aller körperlichen, geistigen und seelischen Vorgänge im Menschen.
■ Qi unterstützt die Bildung von Blut und anderen lebenswichtigen Substanzen.
■ Qi hält die Funktion der Organe, der Körpersäfte (Lymphe, Blut) und der Hormone aufrecht.

Info

Das Qi zirkuliert im Körper nach bestimmten Mustern. So hat jedes Organ eine typische Qi-Flussrichtung – die Lunge zum Beispiel leitet das Qi von oben nach unten.

- Qi schützt den Körper vor den negativen Folgen der klimatischen Einflüsse Wind, Kälte, Sommerhitze, Feuchtigkeit, Trockenheit und Feuer.
- Qi ist für die Verdauung sowie für den Abbau und die Aufnahme der Vitalstoffe aus der Nahrung (Vitamine, Mineralstoffe, Proteine etc.) zuständig.

Qi-Störungen

Normalerweise stabilisieren die vier oben genannten Qi-Arten – Yuan Qi, Zong Qi, Wei Qi und Ying Qi – das wahre Qi des Menschen und halten es in Balance. Verschiedene Faktoren können jedoch mit negativem Qi auf das wahre Qi einwirken und es in seiner Harmonie und seinem freien Fluss stören – in der Folge kommt es zu Blockaden in den Energiebändern und zu Störungen im Organsystem. Diese wiederum führen zunächst zu Einschränkungen des Wohlbefindens und bei längerer Dauer zu Krankheit. Je stärker das wahre Qi ist, desto weniger anfällig ist es für Einflüsse.
Die Traditionelle Chinesische Medizin unterscheidet innere und äußere Störfaktoren sowie nicht äußere und nicht innere Störfaktoren.

Innere Störfaktoren

Als innere Störfaktoren gelten die emotionalen Belastungen, denen ein Mensch ausgesetzt ist. Es gibt sieben emotionale Einflüsse:
- Angst: Sie schädigt primär den Funktionskreis der Niere; das Qi fließt verstärkt nach unten.
- Ärger und Zorn: Sie belasten den Funktionskreis Leber; das Qi steigt verstärkt nach oben.
- Traurigkeit: Sie zieht das Organsystem Lunge in Mitleidenschaft; das Qi verschwindet.

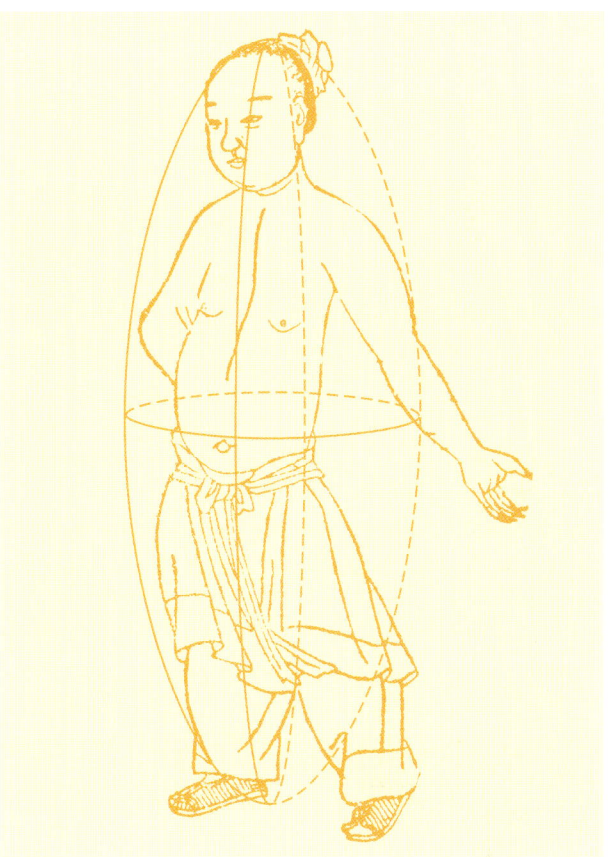

Diese alte Zeichnung verdeutlicht, auf welchen Ebenen das Qi fließen kann: von rechts nach links (zwölf Haupt-Energiebänder), von vorne nach hinten (Ren-Du-Energiebänder) und in der Mitte des Körpers (Energiezentrum).

- Starke Erregung: Sie schwächt die Herzfunktion; auch das Qi wird geschwächt.
- Ständiges Grübeln: Es stört die Funktion des Organsystems Milz; das Qi wird gestaut.
- Schock: Er beeinträchtigt den Funktionskreis der Nieren; das Qi wird durcheinandergebracht.
- Sorgen: Sie schwächen das Organsystem Milz; das Qi ist geschlossen.

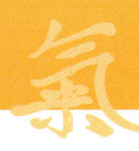

Die emotionalen Einflüsse können übrigens nicht nur über das Zhen Qi, sondern auch direkt auf die Organsysteme und die Energiebänder störend einwirken (siehe hierzu auch S. 24 ff.).

Äußere Störfaktoren

Die äußeren Störfaktoren werden auch klimatische Ursachen oder »Die sechs Übel« genannt.

- Wind: Als Klimafaktor von außen kann er Gesicht, obere Atemwege und die Haut schädigen. Er führt meist in Verbindung mit Kälte oder Feuchtigkeit zu Schmerzen im Kopf, Nacken und an der Körperseite sowie zu Problemen mit der Leber. Typisch für den Störfaktor Wind sind auch die wandernden Schmerzen, die Patienten mit entzündlichem Gelenkrheuma oft beschreiben – mal fühlen Sie den Schmerz in den Schultern, mal in den Ellenbogen, mal im Handgelenk.
- Kälte: Sie verlangsamt oder blockiert den Fluss von Qi und Blut. Symptome sind Bewegungseinschränkungen sowie degenerative Knochen- und Gelenkerkrankungen, wie zum Beispiel Arthrose.
- Sommerhitze: Hiermit sind vor allem sehr heiße Temperaturen im Sommer gemeint. Symptome sind Schwindel, Herz-Kreislauf-Beschwerden (Hitzschlag), übermäßige Müdigkeit, körperliche Trägheit und schweres Atmen.
- Feuchtigkeit: Sie steht in Zusammenhang mit Schweregefühl, Dumpfheit und Steifheit sowie Verdauungsproblemen.
- Trockenheit: Sie schränkt die Lungenfunktion ein und trocknet die Haut aus.
- Feuer: Dieses äußert sich in hohem Fieber, Fieberkrämpfen, einem trockenen Mund, einem roten Gesicht oder auch Nasenbluten.

Sonstige Störfaktoren

Etwa 80 Prozent der Beschwerden und Erkrankungen sind durch die emotionalen bzw. die klimatischen Einflüsse verursacht. Die restlichen sind bedingt durch die nicht äußeren und nicht inneren Störfaktoren. Hierzu zählen unter anderem übermäßige sexuelle Aktivität, ein unregelmäßiger Lebensrhythmus, falsche Ernährung, Unfälle, ein Übermaß an geistiger Arbeit oder zu wenig Bewegung.

Qi-Regulationsstörungen

Zusätzlich dazu gibt es noch drei häufig vorkommende Sonderformen von Qi-Regulationsstörungen:

- Umgekehrtes Qi: Es liegt zum Beispiel bei Übelkeit und Erbrechen vor, wenn das Qi des Magens nach oben statt wie normal nach unten fließt.
- Stagnierendes Qi: Die Hemmung des Qi-Flusses in den Energiebahnen kann sich durch Introvertiertheit, Wasseransammlungen im Körper, Verdauungsprobleme, Kreislaufstörungen, Kopfschmerzen, Migräne oder starke Schmerzen bemerkbar machen.
- Qi, das nach unten sinkt und schwach ist: Da das Qi auch die Organe zusammenhält, löst ein schwaches und nach unten sinkendes Qi eine massive Schwäche im betroffenen Organsystem aus. Mögliche Folgen sind Müdigkeit und Erschöpfung, aber auch ein Leistenbruch.

Info

Man spricht übrigens auch von innerem Wind, innerem Feuer etc., wenn sich eine Krankheit so äußert, als sei der entsprechende Klimafaktor im Körper selbst vorhanden. Ein Beispiel für inneren Wind ist die Parkinson-Krankheit mit der für sie charakteristischen Zitterbewegung.

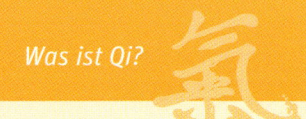

Die Qi-Arten, ihre Quellen und wie sie gestört werden können

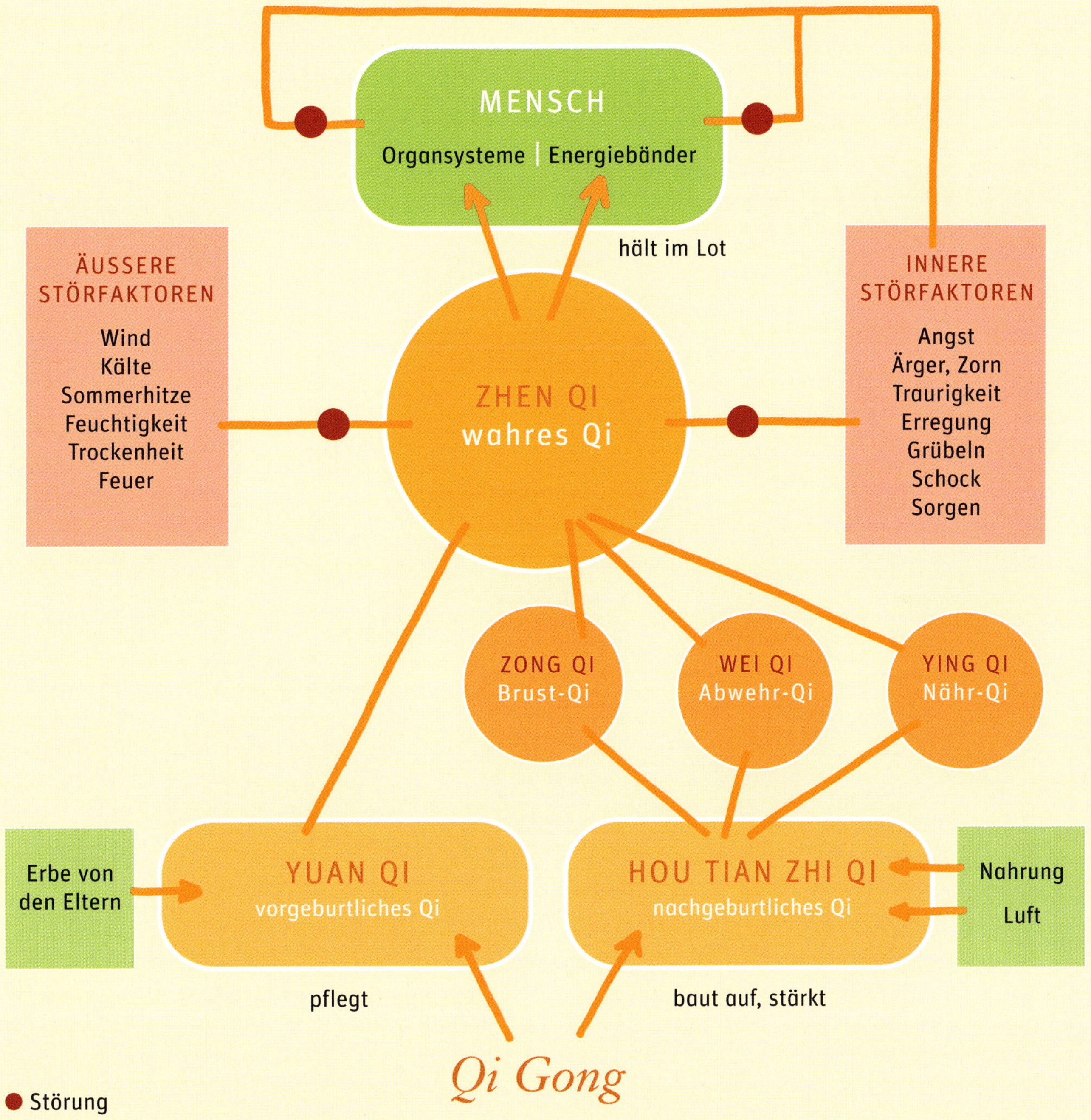

MENSCH

Organsysteme | Energiebänder

hält im Lot

ÄUSSERE STÖRFAKTOREN

Wind
Kälte
Sommerhitze
Feuchtigkeit
Trockenheit
Feuer

**ZHEN QI
wahres Qi**

INNERE STÖRFAKTOREN

Angst
Ärger, Zorn
Traurigkeit
Erregung
Grübeln
Schock
Sorgen

ZONG QI
Brust-Qi

WEI QI
Abwehr-Qi

YING QI
Nähr-Qi

Erbe von den Eltern

YUAN QI
vorgeburtliches Qi

HOU TIAN ZHI QI
nachgeburtliches Qi

Nahrung

Luft

pflegt

baut auf, stärkt

Qi Gong

● Störung

23

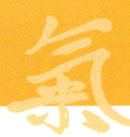

Ein vernetztes System

Zugegeben – das komplexe Zusammenspiel von Qi, den Organsystemen und den Energieleitbahnen sowie den auf sie einwirkenden Störfaktoren ist gerade für den Anfänger nicht ganz leicht zu durchschauen. Wichtig sind jedoch nicht unbedingt die Details, sondern die Idee, die dahintersteht. Wenn Sie damit Schwierigkeiten haben, führen Sie sich doch das folgende vereinfachte Bild vor Augen: Der menschliche Organismus ist ähnlich organisiert wie ein Zugnetz: Es gibt Bahnhöfe (die Organsysteme), ein Netz von Gleisen (die Energiebänder) und Züge (das Qi). Damit das gesamte System funktionieren kann, ist es nötig, dass die Züge flüssig fahren können (harmonischer Fluss des Qi).

Störungen des Zugablaufs

Bleiben wir bei diesem Beispiel: Häufig kommt es zu Störungen, wobei für das System unerheblich ist, was für eine Art von Störung vorliegt. Diese kann von außen bedingt sein (äußere Störfaktoren), vielleicht weil ein Baum auf die Gleise gefallen ist oder die Feuchtigkeit einen Bahnsteig so beschädigt hat, dass er nicht mehr genutzt werden kann. Die Störung kann auch durch das Zugpersonal verursacht werden, beispielsweise weil der Zugführer ein privates Problem hat, sich nicht richtig konzentrieren kann und daher langsamer fährt, als es die Strecke eigentlich erlauben würde (innere Störfaktoren). Ist ein Zug verspätet, so hat dies negative Auswirkungen: Andere Züge müssen auf ihn warten, oder Passagiere verpassen ihre Anschlüsse, außerdem sind die Fahrgäste mit großer Wahrscheinlichkeit mehr oder weniger unzufrieden. Wartet ein Zug, so müssen auch die Züge an den Bahnhöfen, die er anfährt, wiederum warten, etc. Die Störung pflanzt sich fort, und das ganze harmonische Zugsystem kommt in Unordnung. Noch schlimmer sieht es aus, wenn Züge ganz ausfallen oder einen bestimmten Bahnhof nicht mehr anfahren können.

Das Problem wird nun nicht gelöst, indem der Zugführer einer der verspäteten Züge verantwortlich gemacht und entlassen wird. Man muss sich vielmehr das gesamte System anschauen und intensiv erforschen, worin die Störungen bestehen und wie die Zusammenhänge sind. Und, ganz wichtig: Je besser gepflegt Zugflotte, Gleise und Bahnhöfe sind und je ausgeglichener das Personal – desto besser kann mit auftretenden Störungen umgegangen und auf sie reagiert werden.

Ein Beispiel: Wie wirkt Ärger bzw. Zorn?

Nach dieser allgemeinen Erläuterung finden Sie auf der folgenden Doppelseite nun noch eine Abbildung, auf der exemplarisch gezeigt wird, wie sich einer der inneren Störfaktoren, nämlich Ärger bzw. Zorn, auf den Körper auswirken kann und wie Körper und Psyche sich wechselseitig beeinflussen. Außerdem können Sie hier gut erkennen, wo Qi Gong in diesem Gefüge ansetzt.

Ärger hinterlässt Spuren in der Seele

Von Ärger bzw. Zorn war wohl jeder schon einmal betroffen. Wenn man ihn rauslässt, so ist dies nicht weiter schlimm; größere Auswirkungen hat er jedoch, wenn man ihn ein Mal oder mehrere Male runterschluckt. Jeder unterdrückte Ärger hinterlässt eine Art Stempel in der Seele und kann sich über mehrere Stunden, Tage, Monate oder sogar Jahre hinweg weiter auswirken.

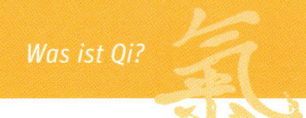

Blockierung der Energiebahnen

Dieser unterdrückte Ärger bzw. Zorn kann nun zum einen die Energiebahnen blockieren, so dass das Qi nicht mehr frei fließen kann. Je nachdem, wo entlang die betroffenen Energiebahnen verlaufen, hat dies unterschiedliche Auswirkungen. So können Gelenke wie das Schultergelenk schmerzen und in ihren Bewegungsmöglichkeiten eingeschränkt sein. Auch Probleme mit der Wirbelsäule können auftreten, wie Nackenschmerzen, Rückenschmerzen oder sogar ein Bandscheibenvorfall. Eventuell kommt es daneben zu Beschwerden im Unterbauch – bei Frauen äußert sich dies meist in Menstruationsschmerzen, bei Männern in Potenzproblemen.

Störung des Organsystems Leber

Zum anderen ist es möglich, dass der runtergeschluckte Ärger bzw. Zorn eines der Organsysteme stört – in diesem konkreten Fall ist es das der Leber. Ihm wird das Herz-Kreislauf-System und seine Funktionen zugeordnet. Herzrasen, Neigung zu Bluthochdruck, innere Unruhe und Schlafstörungen können die Folge sein. Mit dem Organsystem Leber ist nach der TCM außerdem das gesamte Verdauungssystem verbunden – der Betroffene leidet dann zum Beispiel unter Magenschmerzen, Übelkeit oder Aufstoßen. Hierzu zählen jedoch auch Beschwerden, die auf den ersten Blick nichts mit dem zu tun haben, was man in der westlichen Medizin als Verdauungsprobleme betrachten würde, nämlich Müdigkeit, Erschöpfung, kalte Hände und Füße, Infektionsanfälligkeit, trockene Haut und verschiedene Allergien. Dies wird verständlicher, wenn Sie sich erinnern, dass ja eine Quelle des nachgeburtlichen Qi die Nahrung ist. Kann sie nicht mehr richtig verwertet werden, fehlt es auch an Lebensenergie und Kraft, und die gesamte Körperabwehr ist geschwächt.

Wenn der Körper die Psyche belastet

Die Emotionen haben jedoch nicht nur Auswirkungen auf den Körper, sondern umgekehrt bleiben auch die aufgezeigten körperlichen Beschwerden (auf der rechten Seite der Grafik) nicht ohne Rückwirkungen auf die Psyche (auf der linken Seite der Grafik) – die Schulmedizin würde von einem psychosomatischen Zusammenhang sprechen.

Denken Sie zum Beispiel einmal daran, wie sehr Sie sich ärgern, wenn Sie starke Blähungen plagen, Sie aber gerne eine Party bei Freunden besuchen möchten. So entsteht unter Umständen ein Teufelskreis, der manchmal nur sehr schwer zu durchbrechen ist.

Qi Gong kann helfen

Qi Gong kann auf vier Arten auf dieses komplexe Zusammenspiel Einfluss nehmen. Zum einen kann es die Dauer der Nachwirkung von unterdrücktem Zorn und Ärger verkürzen bzw. die emotionale Belastung reduzieren. Der Stempel in der Seele ist dann nicht mehr so stark, sondern verblasst. Des Weiteren hebt Qi Gong Blockaden in den Energiebahnen auf und beseitigt außerdem Störungen im Organsystem. Und die chinesische Bewegungsmethode kann den Teufelskreis der Wechselwirkungen von Psyche und Körper unterbrechen. Qi Gong ist also ein wunderbares Instrument, um psychosomatische Probleme zu lindern oder – noch besser – gar nicht erst entstehen zu lassen.

> **Info**
>
> Ärger bzw. Zorn, sei er beruflich oder privat bedingt, ist ein innerer (emotionaler) Störfaktor, der sehr häufig auftritt. Meistens (in 60–70 Prozent der Fälle) sind Frauen hiervon betroffen.

So wirken sich Ärger und Zorn auf Ihren Körper aus:

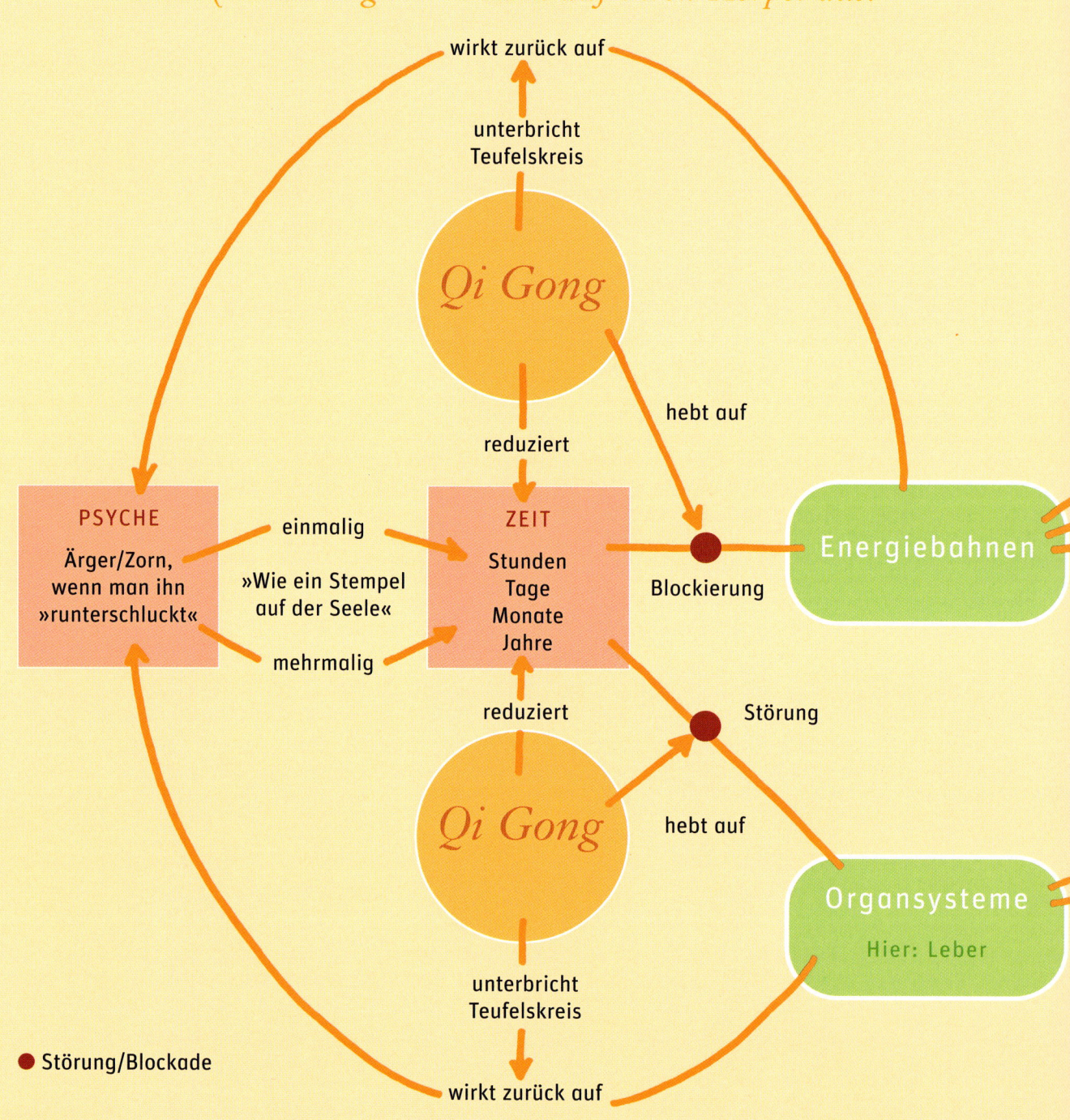

wirkt zurück auf

unterbricht
Teufelskreis

Qi Gong

reduziert

hebt auf

PSYCHE

Ärger/Zorn,
wenn man ihn
»runterschluckt«

einmalig

»Wie ein Stempel
auf der Seele«

mehrmalig

ZEIT

Stunden
Tage
Monate
Jahre

Blockierung

Energiebahnen

reduziert

Störung

Qi Gong

hebt auf

unterbricht
Teufelskreis

wirkt zurück auf

Organsysteme

Hier: Leber

● Störung/Blockade

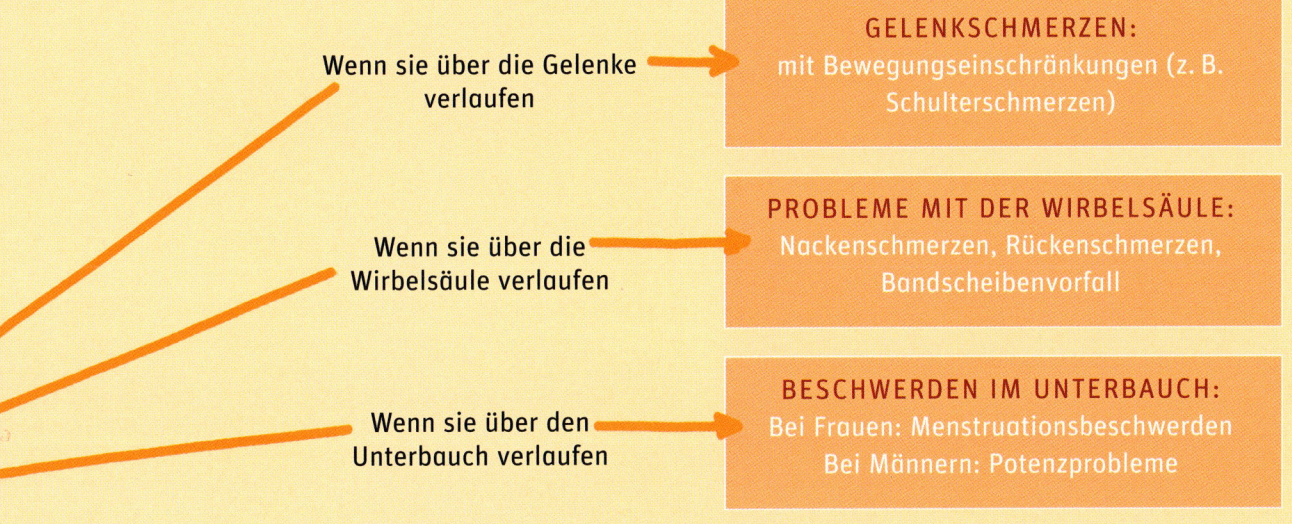

Wenn sie über die Gelenke verlaufen

GELENKSCHMERZEN:
mit Bewegungseinschränkungen (z. B. Schulterschmerzen)

Wenn sie über die Wirbelsäule verlaufen

PROBLEME MIT DER WIRBELSÄULE:
Nackenschmerzen, Rückenschmerzen, Bandscheibenvorfall

Wenn sie über den Unterbauch verlaufen

BESCHWERDEN IM UNTERBAUCH:
Bei Frauen: Menstruationsbeschwerden
Bei Männern: Potenzprobleme

AUSWIRKUNGEN AUF DAS HERZ-KREISLAUF-SYSTEM:
Herzrasen, Neigung zu Bluthochdruck, innere Unruhe, Schlafstörungen

BESCHWERDEN DES VERDAUNGS-SYSTEMS:

Magenschmerzen, Übelkeit, Aufstoßen

Müdigkeit, Erschöpfung, kalte Hände und Füße, Infektionsanfälligkeit, trockene Haut, Allergien

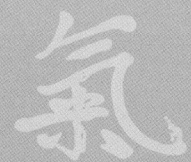

Die Pflege der Lebensenergie

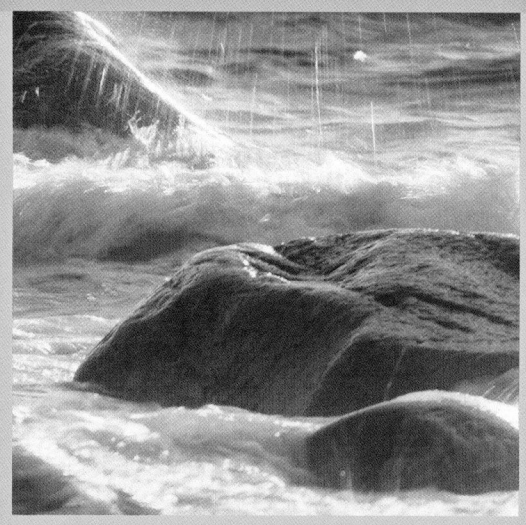

Unzählig sind die positiven Auswirkungen von Qi Gong auf Körper, Geist und Seele. Die langsamen, fließenden Bewegungen sind viel mehr als Gymnastik, denn sie verbinden Bewegung, bewusste Atmung und Konzentration. In diesem Kapitel erfahren Sie etwas über die Geschichte des Qi Gong, welche Qi-Gong-Arten es gibt und was Ihnen regelmäßiges Üben bringen kann.

Qi Gong ist die logische Konsequenz des Kernaspekts der Traditionellen Chinesischen Medizin: Es ist besser, die Gesundheit zu erhalten, als Krankheiten zu heilen. Durch Qi Gong soll das harmonische Zusammenspiel der Substanzen wie Qi, Blut und der verschiedenen Körpersäfte gefördert werden. Dabei kommt der Pflege und Stärkung des Qi die größte Bedeutung zu. Qi-Gong-Übungen sind der natürliche Weg, Körper, Geist und Seele im harmonischen Gleichgewicht zu halten und den Menschen in Einklang mit seiner Umwelt zu bringen.

Was heißt eigentlich »Qi Gong«?

Die vielfältige Bedeutung des Wortes »Qi« wurde im vorangegangenen Kapitel bereits ausführlich erläutert (siehe S. 19). »Gong« ist in der TCM eine Methode der Beeinflussung, es steht für »Tun«, Arbeit und Pflege, aber auch beharrliches Üben. Ganz allgemein bedeutet »Qi Gong« also erst einmal: die regelmäßige Arbeit mit dem Qi. Gleichzeitig ist Gong aber auch die Kraft, die durch die regelmäßigen Übungen gewonnen wird.

Die Bezeichnung Qi Gong wird erst seit den 50er-Jahren des 20. Jahrhunderts verwendet, doch das Prinzip hinter den Übungen und viele der Übungen selbst sind natürlich viel älter. Bis dahin fasste man sie vor allem unter dem Begriff Yangsheng (= Pflege des Lebens, des Daseins) zusammen.
Weiterhin unterschied man:

- Tuna (wörtlich: »herauslassen und aufnehmen«) – die Reinigung und Vitalisierung des Körpers durch Atemübungen.
- Daoyin (wörtlich: »ziehen, führen«) – körperliche Übungen, um die Energiebänder für die Energie durchlässiger zu machen und um die Konzentration auf das Führen des Qi zu intensivieren.

Zum Teil werden diese Begriffe auch heute noch verwendet. Genau genommen, ergeben jedoch erst beide Aspekte – Tuna und Daoyin – zusammengenommen Qi Gong.

Eine lange Tradition

Vor über 5000 Jahren lebte das Volk der Tang Yao, so die Überlieferung, in einer nicht enden wollenden Schlechtwetterperiode. Die Sonne war von dichten Wolken verdeckt, und es regnete nahezu ununterbrochen. Überschwemmungen waren an der Tagesordnung, die Nässe überall. Die Menschen lebten ein düsteres, trauriges Leben und litten an allerlei Gelenkbeschwerden. Heilkundige empfahlen rhythmische Bewegungen, um die Düsternis der Gedanken aufzuhellen und die steifen Gelenke wieder beweglich zu machen.

Weisheit

Der Mensch lebt inmitten von Qi, und Qi erfüllt den Menschen. Von Himmel und Erde bis zu den Zehntausend Wesen, alles bedarf des Qi, um zu leben.

GE HONG, CA. 283 – 343 N. CHR.

Müde vom Kampf gegen die Unbilden der Natur, befolgten die Bewohner den Rat der Weisen und stellten schnell fest, dass solche Körperbewegungen und bestimmte Atemtechniken halfen, gezielt Körperfunktionen wieder ins Lot zu bringen und den freien Fluss der Lebensenergie Qi zu fördern. Dies war – der Legende nach – der Beginn von Qi Gong.

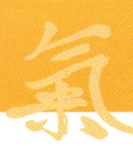

Archäologische Ausgrabungen konnten den eindrucksvollen Nachweis erbringen, dass Qi-Gong-Übungen tatsächlich eine jahrtausendealte Tradition haben. Bereits in sehr alten historischen Texten finden sich immer wieder Hinweise zu körperlicher Bewegung und Haltung, zur Führung des Atems sowie zur Aufnahme und Weiterleitung des Qi.

Kurzer Einblick in die Geschichte des Qi Gong

5. Jahrhundert v. Chr.: Die bisher älteste bekannte Beschreibung einer Qi-Übung findet sich in der auf zwölf Nephritplättchen aufgezeichneten »Jade-Inschrift über das Führen des Qi«.

4. Jahrhundert v. Chr.: Erste bekannte Beschreibung von Tierbewegungen in Verbindung mit Atemübungen in dem daoistischen Werk »Das wahre Buch vom Südlichen Blütenland« von Zhuangzi: »Schnauben und den Mund aufsperren, aus- und einatmen, die verbrauchte Luft ausstoßen und die neue einziehen, gleiten wie ein Bär und strecken wie ein Vogel, das ist die Kunst, mit der das Leben zu verlängern ist.«

186 v. Chr.: 1984 fanden Archäologen in Zhang Jinshan in einem Gräberfeld aus der frühen Han-Zeit auf 103 Bambustäfelchen die »Schrift über das Leiten und Ausdehnen«, mit einer Vielzahl von vorbeugenden und therapeutischen Daoyin-Übungen, dazu noch Hinweise zur Entstehung und Vermeidung von Krankheiten sowie allgemeine Ratschläge zur Lebenspflege.

168 v. Chr.: Bei Ausgrabungen in den Mawangdui-Gräbern wurden 1973 im Grab Nr. 3 unter anderem zwei Seidentücher mit Schriftbildern gefunden.

Auf dem einen Tuch befindet sich ein »Plan zum Leiten und Führen des Qi« mit vierundvierzig farbigen Figuren in unterschiedlichen Übungshaltungen. Ihre Bezeichnungen sind teilweise noch erhalten. Sie beschreiben die therapeutischen Wirkungen und benennen die Vorbilder der Bewegungen, die vornehmlich aus dem Tierreich stammen.

3. Jahrhundert n. Chr.: Hua Tuo, der erste namentlich bekannte chinesische Chirurg der Welt, wurde berühmt, weil er bei Operationen eine Narkose verwendete, für die er Pflanzenextrakte nutzte, und seine Patienten mit Heilpflanzen und Akupunktur behandelte. Darüber hinaus entwickelte er auf der Grundlage bereits bekannter Übungen das Wuqinxi, das »Spiel der fünf Tiere«, bei dem die Bewegungen von Tiger, Hirsch, Affe, Bär und Kranich nachgeahmt werden.

960 – 1368: Während der Song- und Yuan-Dynastie rückt der Zusammenhang zwischen Jahreszeiten und Bewegungsübungen zur Gesundheitspflege in den Vordergrund. Weit verbreitet war die Übungsreihe Taiqin = »Abbildungen über Sammlung und Zerstreuung von Wasser und Feuer gemäß den 24 Qi«, in der jedem der 24 Halbmonate des chinesischen Jahres eine Übung zugeordnet ist.

1368 – 1912: Während der Ming- und Qing-Dynastie wurden Qi-Übungen als ein wichtiger Bestandteil des therapeutischen Spektrums in die Heilkunde integriert.

1949 – 1966: Seit der Gründung der Volksrepublik China hat sich Qi Gong rasch weiterentwickelt. So wurde zum Beispiel 1955 in Tangshan ein Qi-Gong-Krankenhaus eingerichtet, und gleichzeitig stellten zwei wichtige Bücher (Liu Guizhen: Liao

Fa Shi Jian = »Praxis der Qi-Gong-Therapie« sowie Hu Yaozhen: Qi Gong Ji Bao Jian Qi Gong = »Fit bleiben mit Qi Gong«) Qi-Gong-Übungen als innere Kultivierung der Lebenskraft und als Methode zur Gesunderhaltung vor und gaben den Anstoß zu Qi-Gong-Forschungen unter wissenschaftlichen Kriterien im ganzen Land.

1966 bis heute: Während der Kulturrevolution (1966 – 1976) verschwand Qi Gong als ein Teil der althergebrachten Traditionen aus der Öffentlichkeit, und sein Einsatz in der Heilkunde wurde negiert. Vergessen aber wurde es nicht, und mit Ende der Kulturrevolution gab es Ende der 70er-Jahre einen überwältigenden Neuanfang für Qi Gong. Ärzte, Wissenschaftler und Qi-Gong-Meister haben seitdem in ganz China bewundernswerte Anstrengungen unternommen, um Qi Gong als Mittel der Prävention und der Gesundung populär zu machen. So haben beispielsweise die Universitäten von Bejing (= Peking), Shandong und Nanjing spezielle Abteilungen zur Forschung, Lehre und Behandlung mit Qi Gong eingerichtet.

Qi Gong ist mittlerweile auch aus dem Alltag in China nicht mehr wegzudenken. Im ganzen Land regen Betriebe ihre Mitarbeiter an, sich mit Qi Gong geistig und körperlich fit und gesund zu halten; an Universitäten und Schulen sind Qi-Gong-Übungspausen fest in den Tagesablauf integriert.

Vielfältiges Qi Gong

Wenn man sich anschaut, wie lange die Entwicklung des Qi Gong bereits andauert und wie vielen Einflüssen es folglich ausgesetzt war, so ist es nicht verwunderlich, dass sich im Laufe der Zeit die unterschiedlichsten Stile und Schulen herausgebil-

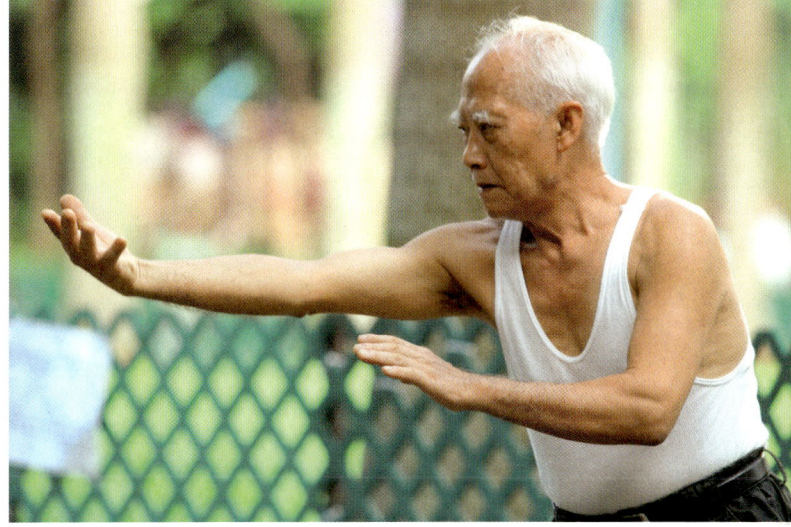

Viele Menschen praktizieren in China täglich Qi Gong. Das Schöne daran: Man kann die Übungen – wie man sieht – auch in hohem Alter ausführen.

det haben. Mittlerweile ist Qi Gong daher wie ein großes Haus, unter dessen Dach die verschiedensten Formen beheimatet sind.

Eine Basis – verschiedene Ausprägungen

So unterschiedlich sie auch in Details scheinen mögen – allen Qi-Gong-Arten gemeinsam ist die gleichmäßige, tiefe Atmung sowie geistige Konzentration in Verbindung mit verschiedenen Bewegungsabläufen oder in stillem Verharren.
Generell unterscheidet man zwei große »Familien«:
- Jing Gong = Qi Gong ohne Körperbewegung. Hier steht die Mobilisierung der geistigen Kraft im Vordergrund.
- Dong Gong = Qi Gong mit Körperbewegung
Einige besonders bedeutsame Qi-Gong-Arten werden Ihnen im Folgenden kurz vorgestellt.

Spiel der fünf Tiere

Im bereits erwähnten Wuqinxi, dem »Spiel der fünf Tiere«, werden die Bewegungen von Tiger, Hirsch, Affe, Bär und Kranich imitiert – mit dem Ziel, sich ihre positiven Eigenschaften zu Nutze zu machen. Die Übungen des Wuqinxi bilden die Basis von verschiedenen chinesischen Kampfkunstarten und dienen vor allem der Gesunderhaltung von Gelenken und Muskeln.

Kranich-Qi-Gong

Diese Qi-Gong-Art wird seit Jahrtausenden in Klöstern praktiziert. Der majestätische Kranich ist in China ein Symbol für langes Leben, Glück und Weisheit. In der Überlieferung fliegt der Gott des langen Lebens auf einem Kranich umher, und die Seelen der Verstorbenen fliegen auf dem Rücken von Kranichen in den Himmel. In den fünf aufeinander aufbauenden Bewegungsabfolgen werden die majestätisch-eleganten, fließenden und ruhigen Bewegungen des Kranichs nachgeahmt.

Yijinjing-Qi-Gong

Das Yijinjing-Qi-Gong zur Muskel- und Sehnenstärkung wurde der Überlieferung nach von Bodhidharma (ca. 470 – 543 n. Chr.), dem 28. Nachfolger Buddhas, entwickelt, der so die mangelnde körperliche Konstitution der buddhistischen Mönche im sagenumwobenen Shaolin-Kloster stärken wollte. Daraus entstand der Überlieferung nach später die Kampfkunst der Shaolin-Mönche.

Wildgans-Qi-Gong

Das Wildgans-Qi-Gong stammt aus der daoistischen Kunlun-Schule. Seine Wurzeln reichen bis ins 12./13. Jahrhundert zurück. Die Übungen wurden jahrhundertelang nur an Eingeweihte weitergegeben. Die Sage erzählt, dass man sein Wissen darüber erst nach dem 70. Geburtstag weitergeben durfte. Das Wildgans-Qi-Gong wird in zwei Formen zu je 64 Bewegungen geübt, jede Form dauert ca. 15 Minuten. Mit dem Wildgans-Qi-Gong soll vor allem negatives Qi aus dem Körper ausgeleitet und positives Qi aufgenommen werden.

Acht-Brokate-Qi-Gong

Die Acht Brokate wurden von Marschall Yü Fei im 12. Jahrhundert zusammengestellt und sind ein Symbol für die lange Kultur der Gesundheitspflege in China. Insbesondere sollte damit die Gesundheit der Soldaten verbessert werden. Der Name wurde vermutlich in Anlehnung an die Schönheit, Feinheit und Kostbarkeit des Brokats – eines schweren Seidengewebes – gewählt und verdeutlicht, welcher große Wert diesen Übungen beigemessen wurde. Bei dieser Form werden acht Einzelübungen in einer Übungssequenz hintereinander durchgeführt, wobei die körperlichen Bewegungsabläufe im Vordergrund stehen. Die Acht Brokate sind die wohl bekannteste Übungsfolge aus dem Qi Gong und erfreuen sich großer Beliebtheit.

Eisenhemd-Qi-Gong

Das Eisenhemd-Qi-Gong war in alten Zeiten Bestandteil der Kampfausbildung. Es kräftigt Muskeln, Sehen, Knochen und Bindegewebe und leitet mit Hilfe der Vorstellungskraft das Qi in den Körper. Besondere Bedeutung hat bei dieser Form die geistige und körperliche Verwurzelung mit der Erde. Das Eisenhemd-Qi-Gong gilt als wichtiges Fundament für das Erlernen von Tai Ji und anderen Kampfkünsten. Neben der Kräftigung des Bewegungsapparates und der inneren Organe stärken diese Übungen die körpereigenen Abwehrkräfte und fördern die Widerstandskraft gegen unvorhersehbare Verletzungen.

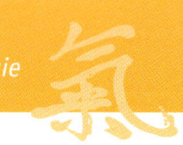

Fünf-Elemente-Qi-Gong

Das Fünf-Elemente-Qi-Gong hat seinen Ursprung in der Lehre der Fünf Elemente (Erde, Metall, Wasser, Holz, Feuer) der chinesischen Medizin. Bei dieser Qi-Gong-Form spielt der Einfluss von Gefühlen, Farben und Klängen eine wichtige Rolle.

Die Übungen in diesem Buch

Zu welcher Qi-Gong-Art gehören nun die Übungen in diesem Buch? Alle sind generell dem Dong Gong, dem bewegten Qi Gong, zuzuordnen.

Die Übungen im zweiten Kapitel sind als »Alltags-Qi-Gong« anzusehen, da sie sehr leicht in den ganz normalen Tagesablauf zu integrieren sind. Sie werden beim Gehen, im Sitzen und im Liegen ausgeführt. Auch wenn Sie nur wenig Zeit haben, können Sie mit diesen Bewegungen die wohltuenden Wirkungen des Qi Gong erleben.

Noch effektiver lassen sich Geist und Körper durch Übungen unterstützen, die als Dadi-Qi-Gong bezeichnet werden (Übungen im Stehen, Kapitel 3). Wörtlich übersetzt, bedeutet Dadi »große Erde«; die Erde wiederum ernährt Mensch und Natur. Dadi-Qi-Gong beruht auf den Qi-Gong-Grundprinzipien, ist jedoch besonders für westliche Übende interessant ist, weil die Bewegungen – anders als bei den meisten, eher komplizierten Qi-Gong-Formen – den europäischen Bewegungsgewohnheiten angepasst sind und somit leicht zu erlernen und zu beherrschen sind.

Die Übungsabfolge »Der Falke« gehört zum Tai-Ji-Qi-Gong, einer Form des Qi Gong, die vom Tai Ji, der chinesischen Kampfkunst, beeinflusst ist.

Den Abschluss des Übungsteils bilden spezielle Klopfübungen, die zum »klassischen Qi Gong« zählen und besonders dazu geeignet sind, die Energie im Körper zu regulieren und zu verteilen.

Qi Gong als Gesundbrunnen

Qi Gong hat vielerlei wunderbare Auswirkungen, die konkret für den Übenden spürbar werden – einige erst nach einiger Zeit, andere jedoch sofort. Dabei wird es nicht nur erfolgreich zur Prävention und Behandlung von körperlichen Beschwerden eingesetzt, sondern auch zum mentalen Training und zur seelischen Schulung. Die nahezu meditativen Bewegungen fördern die Klarheit und Flexibilität der Gedanken sowie das Gedächtnis und die Fähigkeit zur Konzentration auf das Wesentliche. Sie sind daher eine ideale Unterstützung bei anspruchsvollen Aufgaben, bei denen Ihre ganze geistige Kraft gefordert ist.

Weisheit

Oben leer, unten fest;
das Qi sinkt in das Dantian;
das Qi kehrt zu seiner Quelle zurück.

ALTE CHINESISCHE WEISHEIT

In Dialog treten

Wir leben zwar in einer Kommunikationsgesellschaft, verlieren aber immer mehr die Fähigkeit zum Dialog mit anderen, mit der Umwelt und nicht zuletzt auch mit uns selbst. Das Praktizieren von Qi-Gong-Übungen führt dagegen zur Sensibilisierung für die Umwelt und die Mitmenschen, was eine Voraussetzung für intensive Kommunikation ist, und verhilft außerdem zu einem bewussten Erleben und Verstehen des eigenen Körpers.

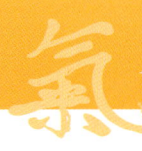
Qi Gong sorgt darüber hinaus als Ausgleich zur geistigen Kopflastigkeit für ein neues »Bauchgefühl«, indem es ein Zuviel oder gestaute Energie im Oberkörper mit dem Zuwenig im Unterbauch, im Energiezentrum, harmonisiert und so die innere Leere füllen kann.

Zur Ruhe kommen

Zorn, Wut, Ärger und das Abschieben der Verantwortung auf andere und die Umwelt sind häufige Auslöser für körperlichen und seelischen Stress, der das Immunsystem schwächt und generell für Krankheiten anfällig macht. Das Gleiche gilt für Ängste jeder Art (zum Beispiel Lebensangst, Verlustangst oder Versagensangst), die die Gedanken durchdringen, lähmen und schwächen und Entspannung nicht mehr zulassen.

Weisheit

Ruhe, Ergebung, Leere, Nichthaben, Untätigkeit – sie bilden das Gleichgewicht von Himmel und Erde und sind das wahre Wesen des rechten Weges und seiner Macht.

ZHUANGZI, CA. 369 – 298 V. CHR.

Gleichgewicht und Harmonie sind der Gegenpol zu Stress und Angst und somit der Weg zur allumfassenden Gesundheit.

Genau hier setzt Qi Gong an: Es leitet die Flut von aufgewühlten Emotionen und Gedanken in den »See der Stille«. Dadurch entsteht innere Ruhe und Balance, die Ihnen dabei hilft, loszulassen und Abstand zu gewinnen. Sie schafft außerdem die geistig-seelischen Freiräume, um die Dinge von einem anderen Blickwinkel aus neu betrachten zu können. So kann neue Energie entstehen, die den Umgang mit den Problemen überhaupt erst ermöglicht bzw. erleichtert. Qi Gong führt also unmittelbar zum Wu wei, dem »Tun durch Nicht-Tun« oder »Niemals tun, und doch bleibt nichts ungetan«. Gemeint ist damit: Sie lassen die Dinge einfach fließen, zwingen sich zu gar nichts – und trotzdem entsteht daraus natürliches Handeln.

Das innere Lächeln

Nicht zuletzt lehrt Sie Qi Gong, das »innere Lächeln« zurückzugewinnen. Dieses wird im Innern Ihres Körpers vollzogen, ganz ohne dass sich hierbei Ihre Gesichtszüge verändern. Es führt weg vom Ernst, von Hektik, von Leistungsstreben, vom Druck und vom »Alles-Müssen«. Wer innerlich zu lächeln gelernt hat, steht über dem Alltag und lächelt auch seiner Umwelt zu.

Probieren Sie dieses Lächeln doch zwischendrin immer wieder einmal, auch wenn Sie gerade nicht Qi Gong üben – Sie werden sehen, dass Sie davon enorm profitieren!

Kann man die Wirkung von Qi Gong nachweisen?

Auf diese Frage gibt es eine ganz klare Antwort: Ja! Natürlich ist es schwieriger, den Einfluss auf die psychische und seelische Ebene des Menschen zu belegen – die positiven Wirkungen von Qi Gong auf den komplexen Mechanismus des menschlichen Körpers wurden jedoch von Qi-Gong-Experten und Ärzten in zahlreichen Studien untersucht und nachgewiesen. Einige Beispiele hierfür sind:

Einfluss auf die Atemwege: Die Wirkung von Qi Gong auf die Atemwege liegt nahe: Geübte Qi-Gong-Praktizierende können ihre Atemzüge reduzieren – normal sind 10 bis 20 Atemzüge pro Minute; ein Qi-Gong-Meister kann es sogar schaffen, diese auf 4 bis 5 Atemzüge zu verringern! Sauerstoffverbrauch und Kohlendioxidgehalt im Blut nehmen während des Übens ab. Dies ist ein klarer Hinweis darauf, dass Qi Gong für eine bessere Durchblutung der Lungenbläschen und damit für eine effizientere Atmung sorgt. Die Verringerung der Atemzüge führt daher nicht zu einer Sauerstoffknappheit, sondern spart viel von der biophysiologischen Energiemenge, die normalerweise durch das häufigere Atmen verbraucht wird. Damit steht dem Körper mehr Sauerstoff zur Verfügung, und die Atemwege werden gekräftigt.

Einfluss auf das Verdauungssystem: Qi Gong reguliert die Verdauungsvorgänge, indem es die Magen-Darm-Peristaltik anregt, die Sekretion von Magensäften steigert und die Verdauungsorgane kräftigt. Es beugt damit auch Erkrankungen des Verdauungstraktes vor.

Einfluss auf das Blutbild: Qi Gong kann die Zusammensetzung des Blutes positiv verändern. So wurde nachgewiesen, dass der Anteil der weißen Blutkörperchen (= Leukozyten) nach Qi-Gong-Übungen um bis zu 23 Prozent anstieg. Die Leukozyten spielen eine entscheidende Rolle in unserem Immunsystem, da sie unter anderem für die Abwehr von Krankheitserregern zuständig sind. Des Weiteren unterstützt Qi Gong die Arbeit der sogenannten »Fresszellen«, die gefährliche Fremdstoffe im Körper »fressen« und unschädlich machen. Diese »Phagozytose« erhöhte sich nach Qi-Gong-Übungen um 40 – 90 Prozent.

Einfluss auf das Herz-Kreislauf-System: Qi-Gong-Übungen sind besonders effektiv, um die Pulsrate (Frequenz des Herzschlags) zu senken. Qi Gong kann auch den Blutdruck deutlich senken, allerdings dauert es einige Zeit, bis sich diese Wirkung einstellt. Qi Gong führt zudem zu einer verbesserten Peripher- und Mikrozirkulation des Blutes. Ein Hinweis hierfür ist ein Wärmegefühl in Händen und Füßen während des Übens, das jeder Übende auch ohne Apparate feststellen kann.

Einfluss auf das Nervensystem: Qi-Gong-Übungen verbessern die Durchblutung des Gehirns. Außerdem konnte im EEG, d.h. im Elektroenzephalogramm (= Messung der Gehirnströme), gezeigt werden, dass sie zu langsamen, gleichmäßigen Gehirnwellen mit großer Amplitude führen – dies ist ein Zeichen für mentale Entspannung.

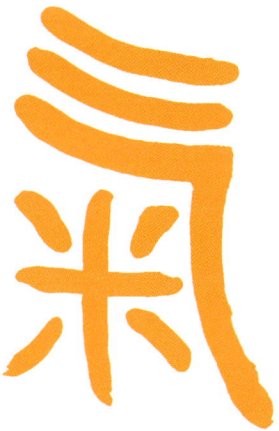

Im Mittelpunkt der Qi-Gong-Übungen steht das Qi – hier das chinesische Schriftzeichen dafür. Der obere Teil bedeutet Luft, Dampf; das Kreuz im unteren Teil steht für Reis und damit für Ernährung. Zusammen ergeben sie die beiden Energiequellen für das nachgeburtliche Qi – Atem und Ernährung.

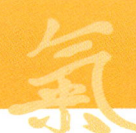

Fragen & Antworten

Ich habe mich seit Jahren wenig sportlich betätigt und bin sehr unbeweglich, kann ich trotzdem Qi Gong machen?

Dr. med. Weizhong Sun: Aber natürlich, Qi Gong ist ideal, um wieder in Bewegung zu kommen – und zu bleiben. Meine Übungen kann jeder, immer und fast überall machen, gerade deshalb habe ich sie ausgesucht. Sie werden bald feststellen, wie Ihr Körper geschmeidig und beweglich wird, dass Sie sich ausgeglichener fühlen und besser mit dem Alltagsstress zurechtkommen. Voraussetzung ist jedoch regelmäßiges Üben.

Ich würde ja gerne mit Qi Gong anfangen, habe aber wenig Zeit. Was raten Sie mir?

Dr. med. Weizhong Sun: Der berühmte deutsche Philosoph Arthur Schopenhauer hat etwas sehr Wahres gesagt: »Gesundheit ist nicht alles, aber ohne Gesundheit ist alles nichts.« Machen Sie sich daher bewusst, dass jeder Mensch für seine Gesundheit selbst verantwortlich ist und aktiv werden muss. Bestimmt finden Sie täglich irgendwie 10 bis 20 Minuten Zeit – und das sollte Ihnen Ihre Gesundheit wert sein! Qi-Gong-Übungen lassen sich einfach in den normalen Alltag integrieren. Sie brauchen nicht unbedingt spezielle Schuhe oder Kleidung, noch müssen Sie irgendwo hinfahren. Für Menschen wie Sie sind besonders unsere Alltagsübungen (siehe S. 50 ff.) gedacht. Wenn Sie zu Fuß zur Arbeit gehen, führen Sie eine Qi-Gong-Gehübung durch und bringen so Ihr Qi ins Gleichgewicht. Im Büro oder unterwegs in Zug oder Bus kann eine Qi-Gong-Übung im Sitzen Ihr Energiedepot regulieren. Oder machen Sie ganz einfach beim Zubettgehen zur Beruhigung der Gedanken ein paar Qi-Gong-Übungen im Liegen. Das gilt auch, wenn Sie zum Beispiel nachts nicht durchschlafen können. Statt sich im Bett zu wälzen, nutzen Sie die Zeit für Ihre Gesundheit – und werden hinterher dann wahrscheinlich umso besser wieder einschlafen können.

Wenn Sie einmal mehr Zeit haben, können Sie auch die etwas komplexeren Übungen im Stehen (siehe S. 92 ff.) ausführen. Lassen Sie sich das zur lieben Gewohnheit werden, und Sie werden die positiven Veränderungen spüren.

Welche körperlichen Voraussetzungen brauche ich für Qi Gong?

Dr. med. Weizhong Sun: So gut wie gar keine. Sie sollten nur den Willen mitbringen, sich auf neue Erfahrungen einzulassen und offen für neue Eindrücke sein. Dann werden Sie sich sehr schnell im Qi Gong zu Hause fühlen.

Wie können sich Qi Gong und die westliche Schulmedizin ergänzen?

Dr. med. Weizhong Sun: Das Schöne an Qi Gong ist, dass es keine unerwünschten Nebenwirkungen

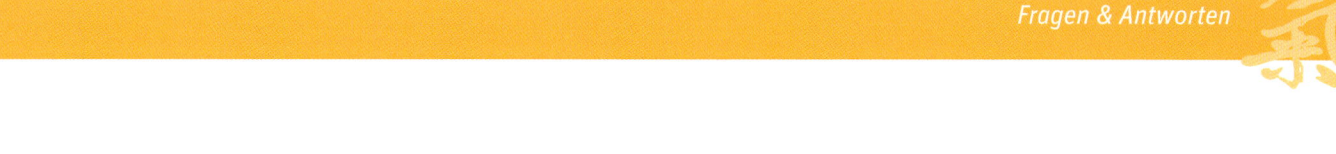

hat. Regelmäßiges Üben kann sogar bei Patienten, die ständig Medikamente einnehmen müssen, zur Dosisreduktion führen – natürlich immer in Rücksprache mit dem behandelnden Arzt!

Qi Gong hat weiterhin den Vorteil, dass es sonstige schulmedizinische Maßnahmen nicht bzw. nur im positiven Sinne beeinflusst. Deswegen empfehlen Ärzte ihren Patienten immer häufiger Qi-Gong-Übungen – vor allem bei psychosomatischen Erkrankungen, wie zum Beispiel der psychovegetativen Dystonie, einer Störung, bei der das Zusammenspiel von Psyche und vegetativem Nervensystem gestört ist. Der Betroffene leidet hier unter so unterschiedlichen Symptomen wie Schlafstörungen, Herzklopfen, Schweißausbrüchen, Verdauungsproblemen oder Atembeschwerden – objektiv sind jedoch keine Organstörungen nachweisbar.

Hilft Qi Gong auch bei ernsteren gesundheitlichen Störungen und chronischen oder bösartigen Krankheiten?

Dr. med. Weizhong Sun: Ja, Qi Gong ist auch und gerade in »schlimmeren Fällen« geeignet, denn es regt die Selbstheilungskräfte an, so dass der Körper mit den Störungen besser fertig werden kann.

Man weiß heute, dass für das Immunsystem besonders der seelische Zustand eines Menschen wichtig ist. Dazu gab es an der Universität von Kalifornien einen interessanten Test: 50 Schauspielschüler und -schülerinnen mussten sich 30 Minuten lang in eine sehr traurige Situation (Trennung, Todesfall, Psychoterror etc.) hineinversetzen. Vorher und währenddessen wurde ihnen im Abstand von jeweils 10 Minuten Blut abgenommen und auf Immunparameter untersucht. Das Ergebnis war beeindruckend: Bereits nach 10 Minuten sanken bei allen

Probanden die Immunwerte im Blut kontinuierlich ab – obwohl es nur ein Spiel war!

Der Test wurde am nächsten Tag wiederholt, aber jetzt durften die Probanden glückliche Emotionen und Situationen spielen (Liebe, Freundschaft, unverhoffter Geldsegen, Erfolg etc.). Auch hier waren die Ergebnisse eindeutig. Die Immunwerte reagierten auf die positiven Ereignisse mit einem deutlichen Anstieg, der sich bis Ende der Spielzeit kontinuierlich fortsetzte.

Wenn Sie also innerlich zufrieden und ausgeglichen sind, haben Sie die besten Voraussetzungen, um wieder kräftiger zu werden und vielleicht sogar wieder zu gesunden – und diese innere Balance können Sie mit Qi Gong besonders gut erreichen.

In Amerika, Japan und England baut man übrigens bei bösartigen Tumoren neben anderen Therapien der TCM auf die positive Wirkung von Qi-Gong-Übungen. Sie helfen, die Schmerzen zu lindern, führen zu einer Reduktion von Medikamenten und ihren Nebenwirkungen und verbessern die Lebensqualität der Patienten.

Kann mir Qi Gong dabei helfen, eine Sucht (zum Beispiel Esssucht oder Rauchen) loszuwerden?

Dr. med. Weizhong Sun: Eine Sucht – sei es nach Nikotin, Alkohol oder etwas völlig anderem – entsteht allgemein durch alte Gewohnheiten bzw. durch Ungleichgewichte im Körper. Die innere Balance lässt sich mit Qi Gong unterstützen und zurückgewinnen. Besonders anfallsartiges Frustessen und das daraus resultierende Übergewicht können mit der Unterstützung von Qi Gong reduziert werden, aber auch bei Nikotin- und Alkoholabhängigkeit hilft es, die zugrundeliegende Störung zu beseitigen und das Gleichgewicht zu stabilisieren.

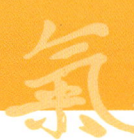

Qi Gong bringt Ruhe und Harmonie in Körper, Geist und Seele, denn hinter jeder Sucht steht eine Sehn-Sucht, ein ungestillter Hunger nach Glück und Zufriedenheit. Doch auch hier bedarf es des regelmäßigen Übens, bis Körper und Seele beginnen können, ihren »Hunger« zu stillen.

Kann ich Qi Gong machen, wenn ich Probleme mit dem Atmen habe, zum Beispiel an Asthma oder chronischer Bronchitis leide?

Dr. med. Weizhong Sun: In jedem Fall! Je früher Sie mit Qi Gong beginnen, desto besser. Da Atemübungen ein wichtiger Bestandteil des Qi Gong sind, lernen Sie, richtig zu atmen, und können mit Hilfe der Atmung frische Energie im ganzen Körper verteilen. Wissenschaftliche Studien belegen, dass Qi Gong bei Asthma sehr gut hilft, die Patienten weniger Medikamente benötigen und weniger stressanfällig werden, was ihre Asthmaanfälle nachhaltig reduziert. Damit verbessert sich außerdem ihre Lebensqualität. Halten Sie trotzdem unbedingt auch Rücksprache mit Ihrem behandelnden Arzt, und informieren Sie ihn über Ihre Pläne.

Kann man Qi Gong auch in der Schwangerschaft praktizieren?

Dr. med. Weizhong Sun: In den ersten drei Schwangerschaftsmonaten sollten Sie vorsichtshalber nur Qi Gong im Gehen machen. Ab dem 4. Monat sind dann prinzipiell alle Übungen erlaubt. In jedem Fall sollten Sie sich aber mit Ihrem Gynäkologen absprechen.
Führen Sie die Übungen immer vorsichtig durch, und hören Sie auf Ihren Körper. Wenn Sie sich wohl fühlen, ist alles in Ordnung: Einen besseren Start können Sie sich und dem neuen Leben kaum bieten. Durch die Konzentration auf das Energiezentrum, welches ja etwas unterhalb des Bauchnabels liegt, bekommt auch das Baby täglich verstärkt Energie. Die Ruhe und Ausgeglichenheit, welche Sie durch die Übungen erreichen können, werden sich auch direkt auf Ihr Kind übertragen.
Qi Gong harmonisiert darüber hinaus alle Ihre Körperfunktionen und reduziert eventuell vorhandene Übelkeit. Die Übungen stabilisieren außerdem die Wirbelsäule, stärken die Muskulatur und sind eine ideale Vorbereitung auf die Geburt. Atmung und Visualisierung helfen, die Wehen zu verkürzen, und sorgen für eine problemlose Entbindung. Allerdings gilt auch hier, dass nur regelmäßiges Üben die gewünschten Wirkungen bringen kann.

Gibt es eine Altersbegrenzung für die Qi-Gong-Übungen?

Dr. med. Weizhong Sun: Von der Wiege bis zur Bahre, so könnte man sagen, profitieren alle von den Übungen mit der Lebensenergie. Schon Kinder im Kindergarten können die Übungen spielerisch erlernen und alleine praktizieren. Falls Ihr Kind zum Beispiel abends nicht gerne schlafen geht, üben Sie mit ihm einfach einmal die tiefe Bauchatmung (siehe S. 44 f.). Meist wird es dann schon nach wenigen Atemzügen im Reich der Träume angekommen sein. Und für Senioren, die nicht mehr so gut gehen oder stehen können, vielleicht sogar im Rollstuhl sitzen, sind Qi-Gong-Übungen im Sitzen und Liegen das Richtige. Indem sie den Qi-Strom bewusst leiten, bekommen sie ein Gefühl für den eigenen Körper, werden munterer und fröhlicher und gewinnen ihr Selbstwertgefühl zurück.

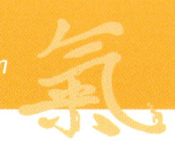

Wie oft muss ich üben?

Dr. med. Weizhong Sun: Üben »müssen« Sie nicht, aber die Regelmäßigkeit ist die Voraussetzung dafür, dass Qi Gong seine heilkräftigen Wirkungen entfalten kann. Optimal ist, Qi Gong als tägliche »ganzkörperliche Hygienemaßnahme« so automatisch in den Alltag zu integrieren wie Zähneputzen oder Haarekämmen. Damit hat Stress erst gar keine Möglichkeit, sich anzusammeln, sondern wird sofort abgebaut und neutralisiert. Und Sie können sich voll auf den Fluss der Energie in alle Körperregionen konzentrieren bzw. ihn dorthin leiten, wo Energieblockaden aufgelöst und akute gesundheitliche Störungen beseitigt werden sollen. Finden Sie dabei die für Sie angenehmen Übungszeiten und Gelegenheiten heraus.

Wenn ich eine Übung nicht perfekt mache, kann ich mir damit schaden?

Dr. med. Weizhong Sun: Seien Sie ganz beruhigt: Schaden können Sie sich nicht, aber natürlich ist in diesem Fall die Wirkung nicht unbedingt optimal. Konzentrieren Sie sich am besten am Anfang auf einige wenige Übungen, die Sie perfekt einüben, bevor Sie mit weiteren Übungen beginnen. Und vergessen Sie beim Üben nie das innere Lächeln – davon profitieren Sie immer, auch wenn eine Übung nicht gleich auf Anhieb klappt.

Wie lange muss ich Qi Gong praktizieren, bis ich die positiven Auswirkungen spüre?

Dr. med. Weizhong Sun: Man profitiert vom ersten Augenblick an von den Übungen! Das Spüren der Körperenergie und die Kontrolle des Qi kann man allerdings erst nach ca. drei Monaten erreichen – bei regelmäßigem Üben. Wenn es um die Besserung von schwereren Krankheiten geht, dauert es unter Umständen sogar noch länger, bis sich die erwünschten Ergebnisse einstellen. Dennoch: Bleiben Sie bei Ihren Übungen – es lohnt sich!

Kann ich auch üben, wenn ich krank bin?

Dr. med. Weizhong Sun: Wenn Sie mögen und sich fit genug fühlen – ja. Mit Qi-Gong-Übungen können Sie den Heilungsprozess sogar unterstützen und beschleunigen.
Zwingen Sie sich jedoch zu nichts – psychischer Druck führt sonst wieder zu Stress und kann Ihrem ohnehin geschwächten Körper schaden.

Ich kann mich bei den Übungen nicht konzentrieren, weil mir zu viele Gedanken im Kopf herumgehen. Was raten Sie mir?

Dr. med. Weizhong Sun: Zuerst einmal: Ärgern Sie sich nicht darüber, sondern nehmen Sie diese Tatsache gelassen hin. Bei Qi Gong geht es nicht um Perfektionismus, sondern darum, locker und entspannt zu bleiben und sich zu nichts zu zwingen.
Widmen Sie sich einfach besonders der Bewegung und der Atmung – dann stellen sich zwar nicht alle, aber schon sehr viele der positiven Auswirkungen von Qi Gong ein. Und auch die Konzentration wird dann nach und nach hinzukommen. Das Gleiche gilt übrigens, wenn Sie mit den Bewegungen bzw. mit der Atemführung Probleme haben! Dann stellen Sie einfach jeweils die beiden anderen Aspekte des Übens in den Vordergrund.

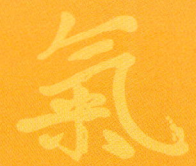

Zeit für Qi Gong

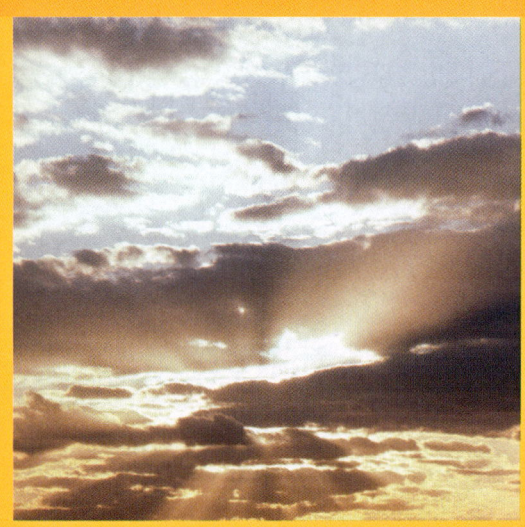

Sie wissen jetzt, wie Sie Körper, Geist und Seele mit Qi Gong in Einklang bringen und damit zu innerer Harmonie gelangen können. Wahrscheinlich möchten Sie sofort beginnen. Lesen Sie zuvor noch ein paar praktische Tipps zum Üben. Darüber hinaus lernen Sie noch Wissenswertes über Ihre Atmung. Sie spielt bei den Übungen später eine wichtige Rolle.

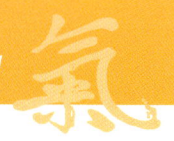

Nachdem Sie nun so viel über den Fluss der Lebensenergie und seine Auswirkungen erfahren haben, können Sie es jetzt hoffentlich kaum erwarten, Ihr persönliches Qi auf den richtigen Weg zu bringen. Mit Qi-Gong-Übungen zu beginnen ist zu jedem Zeitpunkt sinnvoll:

Erstens: Vorbeugend (präventiv), wenn Sie gesund sind, also keine physischen und psychischen Leiden oder sozialen Probleme haben.

Zweitens: Wenn gesundheitliche Störungen vorhanden sind und Sie einer weiteren Verschlechterung bzw. einer direkten Folge der Beschwerden vorbeugen möchten, wie zum Beispiel bei Angina Pectoris oder hohem Blutdruck die Vermeidung eines Herzinfarkts oder Schlaganfalls, oder bei Arthrose die Verhinderung eines künstlichen Gelenks.

Drittens: Wenn sich eine Krankheit bereits deutlich manifestiert hat und Sie Folgeerkrankungen vermeiden möchten. Bei Belastungsasthma oder Kniearthrose ist zum Beispiel die körperliche Leistungsfähigkeit vermindert, und die Betroffenen bewegen sich oft weniger als zuvor. Da der Appetit jedoch in aller Regel gleich bleibt, nehmen viele Patienten zu – infolge des Übergewichts kann es dann wiederum zu Herz-Kreislauf-Problemen oder Osteoporose und anderen Erkrankungen kommen.

Machen Sie sich jedoch bewusst, dass die positive Wirkung von Qi Gong nur durch kontinuierliches Üben erreicht werden kann.

Vorbereitung zu den Übungen

Sie müssen nicht extra irgendwohin fahren, um Ihre Qi-Gong-Übungen zu machen. Im Kreis von Gleichgesinnten – am besten auf einer Wiese unter freiem Himmel – macht Ihnen das Üben vielleicht noch mehr Freude, aber Sie können auch jederzeit allein in Ihren vier Wänden starten. Und manche Übungen sind sogar für unterwegs geeignet. Dabei ist nicht allein die Form des Übens, sondern auch die Zeit, die Sie sich ganz bewusst für sich selbst nehmen, von Bedeutung. Gehen Sie liebevoll, ohne Zwang und Druckgefühl mit sich um, und (er)leben Sie die Übungen. Denken Sie bitte immer daran: Nicht das schnelle Erreichen der Endstellung ist das Ziel, sondern der langsame, schrittweise Aufbau.

Weisheit

Der Weg ist das Ziel.
KONFUZIUS, CA. 551 – 479 V. CHR.

Der richtige Zeitpunkt

Der beste Zeitpunkt für Qi-Gong-Übungen ist der frühe Morgen, wenn die Sonne aufgeht, weil hier die Energie in der Natur eine steigende Tendenz zeigt, alles erwacht und der Körper sie am besten aufnehmen und nutzen kann. Um die Mittagszeit lässt die Energie schon nach, und am Abend ist der energetische Tiefpunkt erreicht, alles geht zur Ruhe. Aber machen Sie sich bitte keine Sorgen, wenn Sie ein ausgemachter Morgenmuffel sind – letztlich sind Qi-Gong-Übungen zu jeder Tageszeit äußerst wirkungsvoll. Entscheidend sind auch hier wieder Sie selbst: Wenn Sie morgens nicht üben können oder wollen, suchen Sie sich einfach die für Sie beste Tageszeit aus. Das Wichtigste ist, dass Sie überhaupt Qi Gong üben!

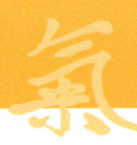
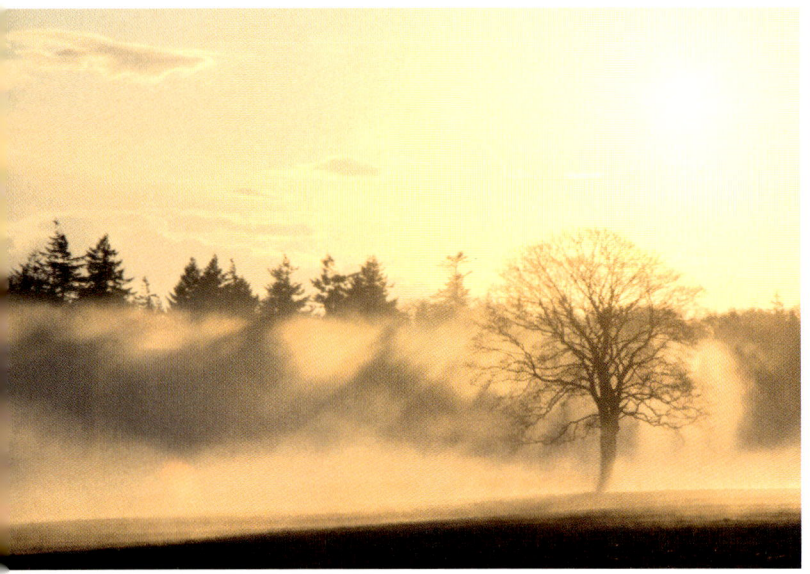
Die beste Zeit für Qi Gong ist der frühe Morgen, wenn Mensch und Natur erwachen.

Was Sie sonst noch wissen müssen

Qi Gong ist auch deswegen so »benutzerfreundlich«, weil es keine großen Vorbereitungen braucht. Hier noch die wichtigsten Tipps:

- Sie benötigen keine besondere Kleidung, sie sollte allerdings bequem sein und Ihnen genügend Bewegungsspielraum bieten. Wenn möglich, lockern Sie ggf. Ihren Gürtel, und/oder machen Sie Sie Hose oder Rock ein Stück auf, damit Ihr Bauch sich während der Ein- und Ausatmung gut ausdehnen kann.

- Sie brauchen auch keine speziellen Schuhe. Am besten üben Sie barfuß – vorausgesetzt, der Boden ist warm genug. Sollte Ihnen dies zu kalt sein, können Sie auch Socken anlassen. Wenn Sie auf einem glatten Boden üben, achten Sie bitte vor allem bei den Übungen im Stehen darauf, dass Sie fest stehen können und nicht wegrutschen.

- Da die meisten Übungen im Gehen oder Stehen stattfinden, benötigen Sie keine speziellen Matten oder Kissen. Qi Gong im Liegen können Sie auf Ihrem Sofa oder im Bett praktizieren, allerdings sollte die Unterlage nicht zu weich sein. Für die Übungen im Sitzen können Sie einfach jede sich bietende Sitzgelegenheit in Anspruch nehmen.

- Üben Sie nicht mit leerem Magen (ggf. trinken Sie morgens einfach ein Glas Wasser), lassen Sie aber auch 1 bis 2 Stunden nach einer Hauptmahlzeit vergehen, bevor Sie beginnen.

- Optimal ist, wenn Sie die Übungen in freier Natur durchführen, aber ein offenes Fenster tut es auch, wenn die Temperaturen es erlauben. Vermeiden Sie jedoch Zugluft.

- Falls Sie drinnen üben: Achten Sie auf eine Raumtemperatur, bei der Sie sich wohl fühlen.

- Vermeiden Sie beim Üben zu helles (Kunst-)-Licht. Bei Kerzenschein oder im Dämmerlicht kann man sich leichter konzentrieren und kommt schneller zur Ruhe.

- Üben Sie mit Freude und gerne – sobald Sie die Übungen als Zwang empfinden, blockieren Sie die Energiebahnen.

- Üben Sie mit Ruhe. Diese lässt sich nicht mit Gewalt erzwingen, sondern sie muss ganz natürlich aus dem Inneren heraus entstehen.

- Üben Sie regelmäßig.

Zum Schluss noch eine wichtige Bitte: Entscheidend bei allen Übungen ist immer Ihr Wohlgefühl! Wenn Sie Schmerzen haben, sollten Sie genau nachspüren, woher sie kommen. Wenn Sie eine Verschlimmerung von bereits vorhandenen Schmerzen spüren, hören Sie bitte direkt mit dem Üben auf. Wenn aber die Schmerzen von den Bewegungen selbst kommen, kann es sein, dass Sie diese nicht ganz korrekt ausführen. Lesen Sie sich die Übungsbeschreibung dann noch einmal genau durch, und

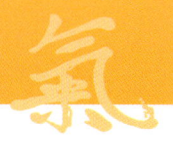

führen Sie die Bewegung erneut ganz vorsichtig und bewusst aus – dann sollten Sie auch keine Beschwerden mehr haben.

Den Atemfluss regulieren

Ein alter Qi-Gong-Lehrer stellte einmal fest: »Wenn Sie nicht gelernt haben, richtig zu atmen, dann haben Sie kein Qi Gong gelernt.« Das mag hart klingen, ist aber richtig. Atemtechniken sind zusammen mit Bewegung die stärkste Waffe beim Qi Gong, wenn es um die Aufnahme und Zirkulation des universellen Qi geht. Dabei wird mit dem Einatmen neue, frische Energie aufgenommen und im unteren Dantian gespeichert. Mit dem Ausatmen wird dann altes, schwaches Qi ausgeschieden. Die Atmung wird in der Regel vom vegetativen Nervensystem automatisch gesteuert und findet statt, ohne dass wir sie wahrnehmen – sie kann aber auch bewusst gemacht sowie bis zu einem gewissen Grad kontrolliert und trainiert werden.

Gute Luft und richtige Technik sind wichtig

Frische Luft zu atmen ist eine Grundvoraussetzung für die Pflege des Qi. Wenn die Atemluft klar und rein ist, wie am Meer, ist das natürlich besser, als wenn Sie die verschmutzte Luft einer (Groß-)Stadt einatmen müssen. Von Bedeutung ist jedoch auch, wie der Körper die Luftenergie aufnimmt und verwertet. Während Kleinkinder noch automatisch richtig atmen, verlernen die meisten bereits als Teenager die tiefe, ruhige und gleichmäßige Bauchatmung mit entspannten Schultern.
Die Lunge ist im unteren Drittel Speicher und Austauschplatz für frische und verbrauchte Luft. Bei

der leider gängigen oberflächlichen Atmung wird die Lunge viel zu wenig genutzt, so dass zu wenig Sauerstoff im Körper kreist und gut 30 Prozent des Lungenvolumens brachliegen.

Miteinander verbunden: geistige Ruhe und tiefe Atmung

Tief und ruhig atmen kann aber nur, wer auch im Geist ruhig und ausgeglichen ist. Beobachten Sie sich selbst einmal, wenn Sie zum Beispiel im Fernsehen oder Kino einen Krimi ansehen oder ein besonders fesselndes Buch lesen.

> ## Weisheit
>
> *Atme aus, und atme ein,*
> *um das Muffige zu entfernen*
> *und Frische zu erhalten.*
>
> ANWEISUNG ZU EINER QI-GONG-
> ÜBUNG UM 750 V. CHR.

Wenn die Spannung ins nahezu Unerträgliche steigt, halten Sie automatisch die Luft an, löst sich die Spannung, kommt ein tiefer Seufzer der Erleichterung, und die angehaltene Luft wird ausgestoßen, tief aus dem Bauch heraus.
»Halt mal die Luft an«, empfiehlt man aber auch einem nervösen Menschen (der meist flach atmet) und möchte ihn damit dazu bringen, sich zu beruhigen. Er sollte diesen Rat wörtlich nehmen und wirklich kurz die Luft anhalten – danach kann er sich dann umso besser auf eine gleichmäßige Atmung konzentrieren, die enorm zur emotionalen Stabilität beitragen kann.

43

Die acht Wege, den Atem schwingen zu lassen

Neben den körperlichen Bewegungen wurden im Laufe von Jahrtausenden im Qi Gong Techniken entwickelt, die »den Atem regulieren« (= Tiao Xi). Verinnerlichen Sie sich die folgenden acht Grundsätze als Basis einer Qi-unterstützenden Atmung:

1. Shen-Atem = tief: Beim tiefen Einatmen wird die Luft in das Energiezentrum im Bauch geleitet. Dabei bewegt sich das Zwerchfell nach unten, der Brustkorb bleibt nahezu unbeweglich.

2. Jing-Atem = ruhig: Der Atem schwingt ruhig ein und aus, die Gedanken kommen zur Ruhe.

3. Xi-Atem = leise: Lassen Sie den Atem fließen wie einen sonnendurchfluteten, leise plätschernden Bach.

4. Chang-Atem = lange: Atmen Sie so lange ein, wie Sie das ohne Zwang können. Je ruhiger und tiefer die Atmung, umso länger werden Sie einatmen können.

5. Yun-Atem = gleichmäßig, harmonisch: Der Atem soll gleichmäßig schwingen, völlig unbelastet von Emotionen.

6. Rou-Atem = kontinuierlich: Lassen Sie Ihren Atem harmonisch, natürlich und vor allem konstant fließen.

7. Huan-Atem = langsam: Nehmen Sie sich Zeit für die Atmung, und folgen Sie Ihrem eigenen Rhythmus.

8. Mian-Atem = sanft: Der Atem schwebt sanft wie eine Feder im Frühlingshauch. Weiches Atmen führt zu einem tieferen, fast meditativen Empfinden.

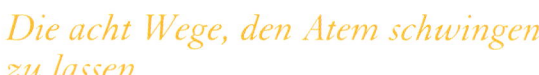

Info

Erinnern Sie sich: Natürliche und ungezwungene Bewegung, Harmonisierung der Atmung sowie die bewusste Konzentration auf die Bewegung, die Atmung und das Führen der Lebensenergie Qi – das ist bewegtes Qi Gong.

Die korrekte Atmung ist also tief, ruhig, leise, lange, gleichmäßig, kontinuierlich, langsam und sanft. Probieren Sie es doch einfach aus, Ihren Atem so zu beherrschen, immer wieder zwischendurch, beim Lesen, bei den Nachrichten, beim Entspannen und wenn Sie »die Seele baumeln lassen«.

Bitte verzichten Sie jedoch im Straßenverkehr (vor allem beim Autofahren) auf das Üben, weil es passieren kann, dass Sie sich so stark auf den Atem konzentrieren, dass Ihre Aufmerksamkeit nachlässt.

Die tiefe Bauchatmung

Neben diesen mehr allgemeinen Hinweisen zum Atem sollen Sie nun noch die tiefe Bauchatmung etwas genauer kennenlernen. Diese ist im Qi Gong von großer Bedeutung und wird Sie auch während der Übungen in diesem Buch begleiten.

Dass man sich hierbei besonders auf die Körpermitte zentriert, kommt nicht von ungefähr: Vor der Geburt erhalten wir Sauerstoff und Nahrung durch die Nabelschnur; ihre Reste – unser Nabel – bleiben ein Leben lang an unserem Bauch sichtbar. Im Bauchraum befindet sich auch das emotionale Zentrum, Entscheidungen »aus dem Bauch« heraus sind intuitiv und haben häufig sogar etwas Hellseherisches an sich. Das mag mit ein Grund dafür sein, warum nicht nur in der Traditionellen Chinesischen Medizin, sondern auch in vielen anderen Gesellschaften das Energiezentrum in der Mitte des Beckens angesiedelt ist.

So geht die tiefe Bauchatmung

Entspannen Sie sich, und atmen Sie langsam durch die Nase EIN. Leiten Sie den Atem bewusst in das Energiezentrum zwei Fingerbreit unterhalb des Bauchnabels, welches durch die Atmung geöffnet wird. Ihre Zungenspitze liegt am Gaumen an,

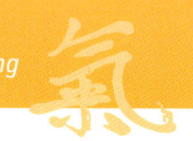

damit die beiden außerordentlichen Energiebänder Ren und Du miteinander verbunden sind.

Spüren Sie, wie sich der Bauch beim EINatmen langsam ausdehnt – wenn Sie mögen, legen Sie dazu eine Hand auf den Bauch. Fühlen Sie, wie das Qi durch Ihren Körper bis in die letzte Zelle fließt und ihn dabei reinigt und stärkt. Wenn Sie ein Gesundheitsproblem haben, lassen Sie das Qi bewusst in die betroffene Region fließen und visualisieren, wie es den Heilungsprozess unterstützt.

Atmen Sie dann genauso langsam und ruhig durch die Nase oder den leicht geöffneten Mund AUS, und leiten Sie die verbrauchte Luft mit Hilfe der Bauchmuskulatur aus dem Energiezentrum heraus. Stellen Sie sich die verbrauchte Energie als dunkle Wolke vor, die Sie ausatmen. Spüren Sie, wie Spannungsgefühle, Stress, Angst, Furcht, Ärger, Krankheit und Schmerz beim AUSatmen den Körper verlassen. Füllen Sie den entstehenden leeren Raum beim nächsten EINatmen wieder mit neuer, frischer Energie. Bleiben Sie vollkommen ruhig und gelassen, und ruhen Sie in sich. Achten Sie auch darauf, dass Ihr Atem nicht ins Stocken gerät – er soll ganz fließend kommen und gehen.

Die wohltuende Wirkung

Mit der tiefen Bauchatmung erhöhen Sie die Lungenkapazität und sorgen dafür, dass mehr Sauerstoff im Körper kreisen kann und gleichzeitig die Vitalstoffe aus der Nahrung (Vitamine, Mineralstoffe, Proteine etc.) besser verwertet werden.

Wenn Sie bewusst tief in den Bauch einatmen, werden durch den Druck des sich senkenden Zwerchfells außerdem die Bauchorgane und hier allen voran Dünn- und Dickdarm massiert und das Verdauungssystem aktiviert. Auch Lymph- und Blutgefäße kommen in Bewegung: Die Durchblutung wird verbessert, das Herz gestärkt, der Lymphabfluss wird stimuliert (gut 80 Prozent des Lymphsystems befinden sich im Bauchraum!) und balanciert die Funktionen des Immunsystem aus. Die Geschlechtsorgane werden ebenfalls mit frischer Energie versorgt. Der Atemdruck im Bauchraum harmonisiert zudem das vegetative Nervensystem und baut Stress, Ärger, Nervosität und Angst ab. Ihre Gedanken kommen zur Ruhe, und Sie gewinnen eine bessere Übersicht über die Dinge, die Sie beschäftigen.

Sie sehen: Wenn Sie Ihren Atem beherrschen, halten Sie den ersten Schlüssel zu ganzheitlicher Gesundheit in Händen. Die Wurzeln der tiefen Bauchatmung liegen übrigens im Buddhismus, wo sie Teil der Meditationspraxis ist.

Weisheit

*Wenn du Qi Gong übst,
führe deinen Atem wie folgt:
Halte den Atem an, und er sammelt sich.
Wenn er sich sammelt, dehnt er sich aus.
Wenn er sich ausdehnt, sinkt er nach unten.
Wenn er nach unten sinkt, wird er still.
Wenn er still wird, verdichtet er sich.
Wenn er sich verdichtet hat, beginnt er zu sprießen.
Wenn er gesprossen ist, wird er wachsen.
Während er wächst, wird er wieder nach oben getragen.
Wenn er nach oben getragen ist,
Erreicht er die Krone des Kopfes.
Oberhalb drückt er sich gegen die Krone des Kopfes.
Unterhalb, drückt er wieder nach unten.*

QI-GONG-ANWEISUNG AUS DEM 6. JHDT. V. CHR.

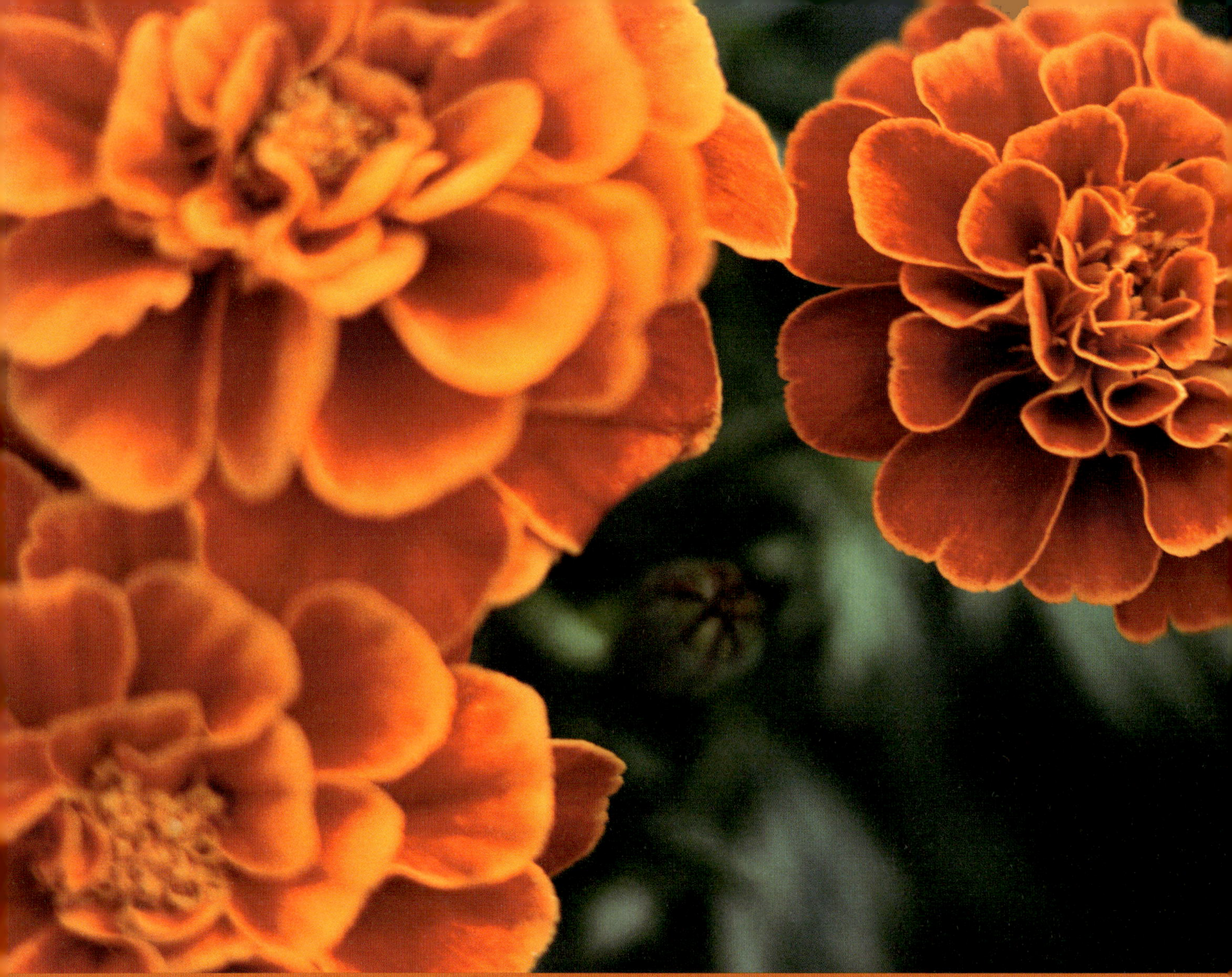

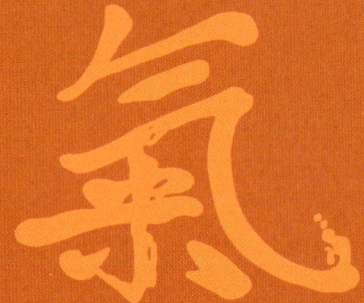

Mit Qi Gong durch den Tag

Erzähle es mir – ich vergesse. Zeige es mir – ich erinnere mich.

Lass es mich tun – es wird ein Teil von mir.

(Konfuzius, ca. 551 – 479 v. Chr.)

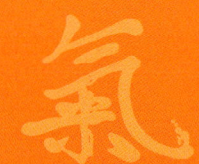

Gehen: Die 1. Würde des Menschen

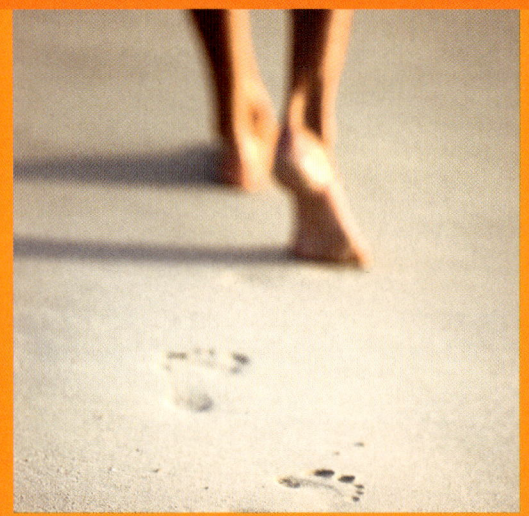

Für diese Übungen müssen Sie sich nicht extra Zeit nehmen. Sie können sie jederzeit machen, etwa auf dem Weg zur Arbeit oder wenn Sie eben schnell einmal zum Briefkasten laufen. Bald werden Sie das Fließen des Qi spüren. Der Energiestrom durchdringt mühelos Ihren Körper und löst Blockaden und Muskelverspannungen.

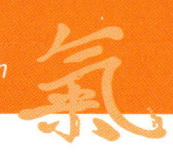

Ein sehr wichtiger Aspekt im Qi Gong ist der Respekt vor sich selbst und der Umwelt. Deshalb werden die vier Haltungen des Körpers – Gehen, Sitzen, Liegen und Stehen – auch als die vier Würden des Menschen angesehen.

Die 1. Würde – Gehen – entspricht der Natur des Menschen. Wenn uns nicht Krankheit oder andere ungünstige Umstände daran hindern, machen wir jeden Tag viele Tausend Schritte. Qi-Gong-Gehen ist eine Steigerung des normalen Gehens: Es ist ein langsames und meditatives Gehen, bei dem man sich mit jedem Schritt »tief in der Erde verwurzelt« und ruhig atmet. Zum richtigen Qi-Gong-Gehen bedarf es noch der Konzentration auf die tiefe Atmung und auf das Fühlen des Atems als energiespendender Lebenshauch. Bewegung, Atmung, Konzentration – dies alles ist Qi-Gong-Gehen.

Wohltuende Wirkung

Qi-Gong-Gehen ist befreiend und wohltuend, es aktiviert das Qi auf eine andere Weise als Übungen im Sitzen und Liegen und ermöglicht auch unruhigen Menschen mit wenig Sitzfleisch, in den Genuss der energieaufbauenden Übungen zu kommen. Auch wenn Sie dem normalen Gehen wenig Aufmerksamkeit schenken und es eher als ermüdend und langweilig empfinden, werden Sie sicher überrascht sein über die Kurzweiligkeit und die positiven Auswirkungen der beschwingten Schrittfolgen. Die Übungen helfen, Stress abzubauen, machen den Kopf frei, stärken den gesamten Bewegungsapparat und lassen Sie Haltung bewahren – im wahrsten Sinne des Wortes. Die fließenden Abfolgen in Verbindung mit konzentrierter Atmung regen die Bildung von Glückshormonen an und machen Sie leistungs- und widerstandsfähiger. Regelmäßiges

Qi-Gong-Gehen bringt darüber hinaus die Haut von innen heraus zum Strahlen und wirkt wie ein natürliches Lifting ohne Messer.

Die folgenden Übungen sollen Ihnen helfen, sich in die Geheimnisse des ungestörten Qi-Flusses und des Gehens einzuleben. Lernen Sie dabei, in und auf Ihren Körper zu hören – er hat Ihnen viel zu sagen.

Wählen Sie Ihre Übungen selbst

Die Stufen I bis III bauen aufeinander auf und können – bevorzugt – als Gesamtkomplex gegangen werden. Dabei erhöht sich kaum der Schwierigkeitsgrad, sondern jede höhere Stufe bezieht andere Körperregionen mit ein und verstärkt die Wirkung der vorangegangenen Übungen. Wenn Sie wenig Zeit haben, können Sie natürlich auch jede Stufe für sich alleine gehen. Dabei lassen sich die Übungen der Stufe I am besten in den ganz normalen Tagesablauf integrieren. Bitte beachten Sie: Der 1. und 2. Teil jeder Stufe – mit horizontaler bzw. vertikaler Handbewegung – bilden eine Einheit, ihre Wirkungen sind aufeinander abgestimmt. Sie sollten daher immer zusammen ausgeführt werden! Die angegebenen Wiederholungen in den folgenden Übungen sind nur Anhaltspunkte; Sie können die Übungen so oft machen, wie Sie mögen und Zeit haben. Wenn Sie alle drei Stufen hintereinander gehen wollen, sollten Sie ca. 20 Minuten einplanen.

Tipp

Damit Ihnen die Konzentration auf die Übungen leichter fällt, können Sie vor Ihrem inneren Auge Bilder entstehen lassen: Lesen Sie dazu unter jeder Übung den Abschnitt »Visualisieren«.

Gehen Stufe I (1. Teil)
Mit horizontaler Handwelle

Diese Übung lässt das Qi in den Energiebändern auf der Sonnenseite (Yang = die Oberseite der Hände bis zu Schultern und Kopf hinauf) und der Schattenseite (Yin = von der Brust über die Achselhöhle bis zur Handfläche) der Arme frei strömen. Außerdem ist sie wohltuend für den gesamten Bewegungsapparat.

Diese Übung

löst:	*Verspannungen von Nacken- und Rückenmuskulatur*
lindert:	*Kopf- und Nackenschmerzen*
stärkt:	*die Lunge*
verbessert:	*die Funktion des Verdauungssystems*
wirkt gegen:	*Müdigkeit und Erschöpfung*
fördert:	*die Gehirnaktivität*

1 Gehen Sie ganz normal, die Arme hängen entspannt an der Seite und pendeln jeweils entgegengesetzt zu den Beinen locker mit, d. h., wenn das rechte Bein vorn ist, geht die linke Hand vor; entsprechend sind einen Schritt später linkes Bein und rechter Arm vorn.

2 Während Sie gehen, beugen Sie jetzt das Handgelenk der vorderen Hand leicht nach unten ab, der Handrücken zeigt nach vorn, die Finger bleiben locker hängen. Sie spüren ein leichtes Ziehen im Handrücken bis in den Unterarm.

3 Bei der hinteren Hand beugen Sie die Hand nach oben, Handgelenk und Unterarm bilden etwa einen rechten Winkel, die Handfläche zeigt nach unten, die Finger bleiben locker gestreckt. Fühlen Sie das Ziehen in der Handfläche bis zum Unterarm.

4 Beim nächsten Schritt schwingt die jeweils vordere Hand nach hinten, die hintere Hand nach vorn – entsprechend wechselt fließend in der Bewegung auch die Handstellung von Beugung nach unten zu Beugung nach oben und umgekehrt.

5 Während der wechselnden Handbewegungen gehen Sie im gleichmäßigen Rhythmus ganz entspannt weiter.

Wiederholung: Diese und die nächste Übung (Stufe I (2. Teil) – Mit vertikaler Handbewegung) sollten Sie immer zusammen durchführen.
Atmen Sie normal, und gehen Sie 50 – 80 Schritte (etwa 1 – 2 Minuten) mit horizontaler Handwelle, danach 50 – 80 Schritte mit vertikaler Handbewegung. Anschließend gehen Sie ca. 100 – 160 Schritte (etwa 2 – 4 Minuten) in Ihrem ganz alltäglichen Schritt ohne spezielle Handbewegung, atmen hierbei aber in den seitlichen Brustkorb.

Visualisieren: Wie ein Dirigent leite ich den Energiefluss mit der Bewegung der Hände durch meinen Körper.

Wichtig: Die Bewegung der Hände erfolgt nur aus dem Handgelenk heraus, Schultern und Ellenbogen bleiben entspannt.
Die Übung sollten Sie nicht ausführen bei akuten und chronischen Gelenkschmerzen im Handgelenk und bei Sehnenscheidentzündungen.

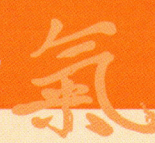

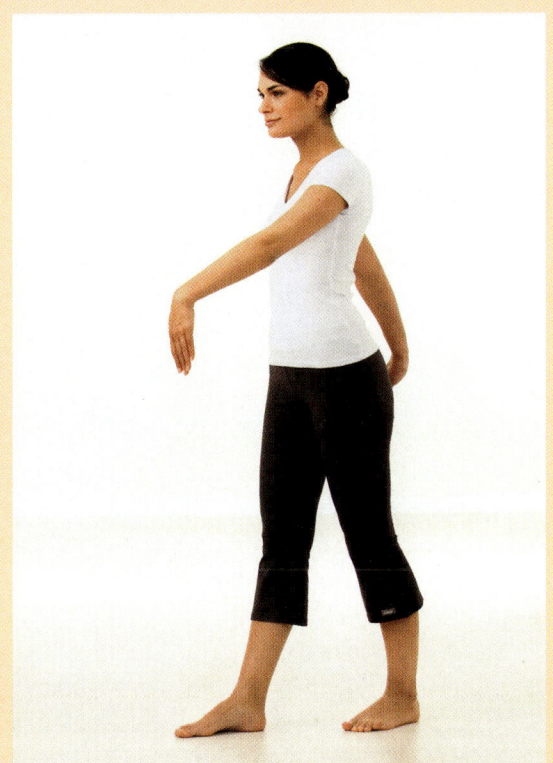

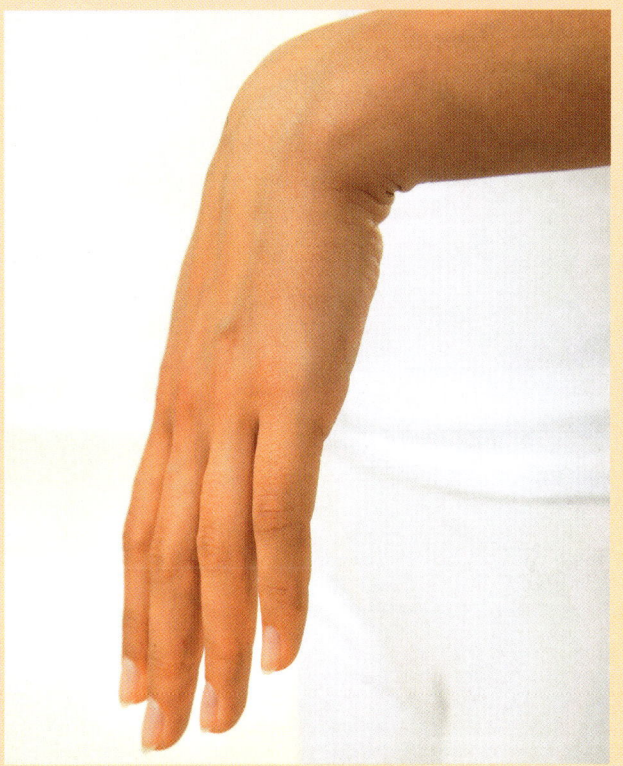

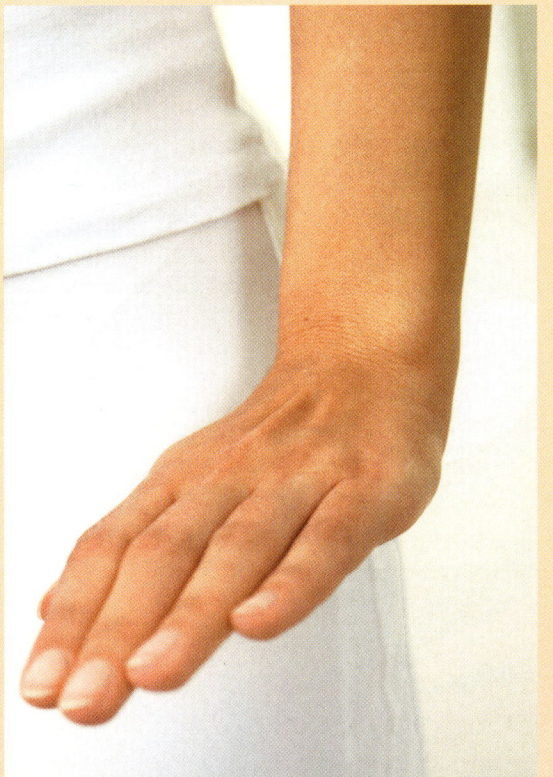

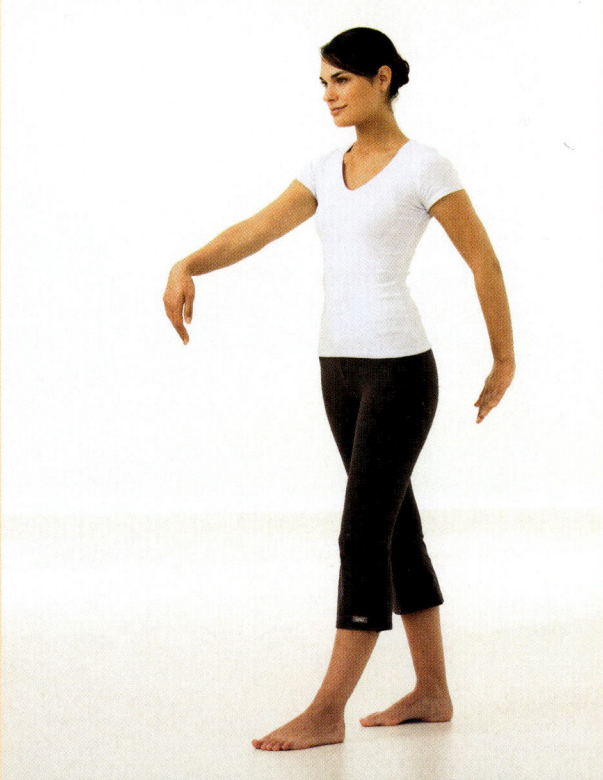

Gehen Stufe I (2. Teil)
Mit vertikaler Handbewegung

Die geänderte Stellung der Hand wirkt belebend auf das Dickdarm-Energieband, welches sich vom Zeigefinger über die Arme hoch zu Schulter und Kopf zieht, sowie auf das Herz-Energieband, das von der Brust über die Achsel zum kleinen Finger hinab verläuft. Außerdem pflegt diese Übung den gesamten Bewegungsapparat.

Diese Übung

löst:	*Verspannungen von Nacken- und Rückenmuskulatur*
lindert:	*Kopf- und Nackenschmerzen*
stärkt:	*die Lunge*
verbessert:	*die Funktion des Verdauungssystems*
wirkt gegen:	*Müdigkeit und Erschöpfung*
fördert:	*die Gehirnaktivität*
hebt:	*die Stimmung*

❶ Gehen Sie ganz normal, die Arme hängen entspannt an der Seite und pendeln jeweils entgegengesetzt zu den Beinen locker mit, d.h., wenn das rechte Bein vorn ist, geht die linke Hand vor; entsprechend sind einen Schritt später linkes Bein und rechter Arm vorn.

❷ Drehen Sie nun die flachen Hände vertikal (hochkant), der Daumen zeigt nach oben. Biegen Sie die vordere Hand im Handgelenk leicht nach unten, lassen Sie aber die Finger locker. Sie soll-

ten hier ein leichtes Ziehen vom Zeigefinger bis zum Unterarm spüren.

❸ Die hintere Hand kippen Sie im Gelenk etwas nach oben. Auch hier sollten Sie wieder ein Ziehen vom Unterarm bis zum kleinen Finger spüren, ohne dass Sie die Finger anspannen.

❹ Beim nächsten Schritt schwingt die jeweils vordere Hand nach hinten, die hintere Hand nach vorn – entsprechend wechselt fließend in der Bewegung auch die Handstellung von Beugung nach unten zu Beugung nach oben und umgekehrt.

❺ Während der wechselnden Handbewegungen gehen Sie im gleichmäßigen Rhythmus weiter.

Wiederholung: Diese und die vorangegangene Übung (Stufe I (1. Teil) – Mit horizontaler Handwelle) sollten Sie immer zusammen durchführen. Atmen Sie normal, und gehen Sie 50 – 80 Schritte (etwa 1 – 2 Minuten) mit horizontaler Handwelle, danach 50 – 80 Schritte mit vertikaler Handbewegung. Anschließend gehen Sie ca. 100 – 160 Schritte (etwa 2 – 4 Minuten) in Ihrem ganz alltäglichen Schritt ohne spezielle Handbewegung, atmen hierbei aber in den seitlichen Brustkorb.

Visualisieren: Wie ein Dirigent leite ich den Energiefluss mit der Bewegung der Hände durch meinen Körper.

Wichtig: Die Bewegung der Hände erfolgt nur aus dem Handgelenk heraus, Schultern und Ellenbogen bleiben entspannt.
Die Übung sollten Sie nicht ausführen bei akuten und chronischen Schmerzen im Handgelenk und bei Sehnenscheidentzündungen.

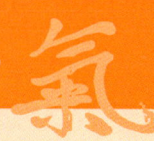

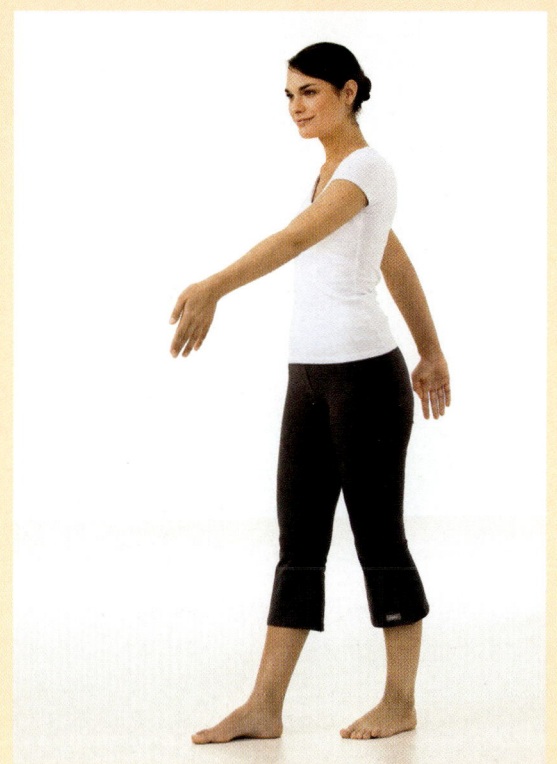

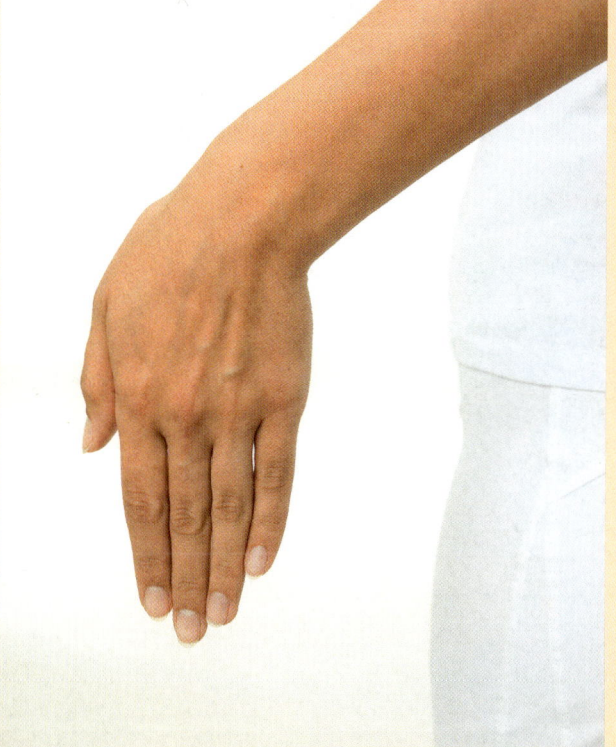

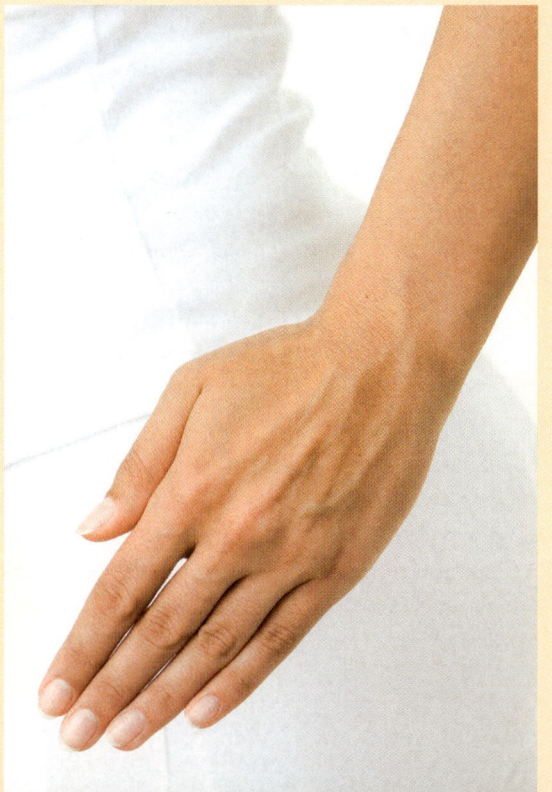

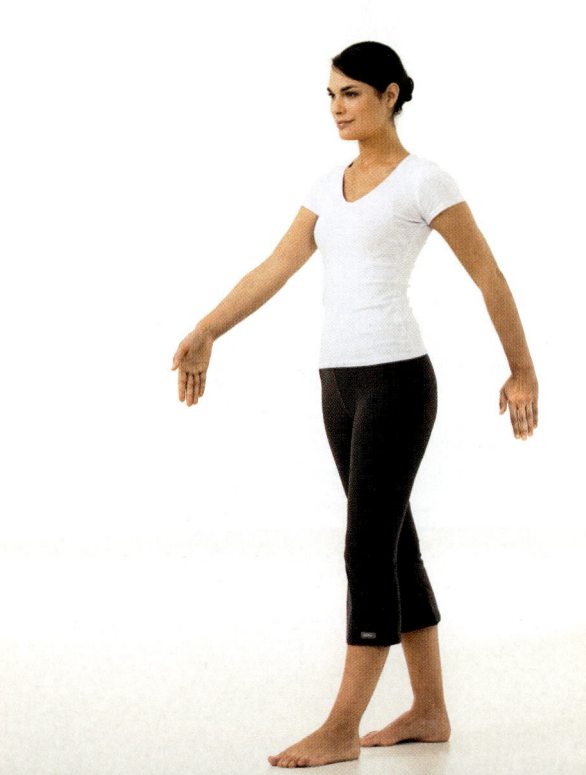

Gehen Stufe II (1. Teil)
Sanfter Schulterswing mit horizontaler Handwelle

Wenn Hände und Füße im gleichmäßigen Rhythmus das Qi zum Fließen gebracht haben, lassen Sie die Schultern sanft mitschwingen. Die leicht betonte Schulterbewegung nach vorn und hinten fällt kaum auf, ist aber äußerst wirkungsvoll. Die Übung aktiviert insbesondere die 3-Yin- und 3-Yang-Energiebänder in Händen und Schultern.

Diese Übung

lindert:	*Kopf- und Nackenschmerzen*
löst:	*Verspannungen der gesamten Wirbelsäulenmuskulatur*
verbessert:	*die Funktion des Verdauungssystems*
stärkt:	*die Lunge*
wirkt gegen:	*Müdigkeit und Erschöpfung*
fördert:	*die Gehirnaktivität*
hellt auf:	*depressive Verstimmungen*

1 Gehen Sie normal, die Arme hängen entspannt an der Seite und pendeln jeweils entgegengesetzt zu den Beinen in natürlichem Schwung mit.

2 Beugen Sie die vordere Hand wieder leicht, der Handrücken zeigt nach vorn, die Finger bleiben locker hängen. Bei der hinteren Hand bilden Handgelenk und Unterarm erneut etwa einen rechten Winkel, die Handfläche zeigt nach unten, die Finger bleiben locker gestreckt.

3 Verlagern Sie jetzt aber das Bewegungszentrum vom Handgelenk auf den Schulterbereich. Nehmen Sie in den natürlichen Bewegungsablauf – linke Hand und rechter Fuß vorn – die linke Schulter sanft, aber betont nach vorn mit hinein.

4 Beim nächsten Schritt schwingt die jeweils vordere Hand nach hinten, die hintere Hand nach vorn – entsprechend wechselt in der Bewegung auch die Handstellung von Beugung nach unten zu Beugung nach oben und umgekehrt. Die vordere Schulter geht immer mit in die Bewegung.

5 Gehen Sie im gleichmäßigen Rhythmus weiter.

Wiederholung: Diese und die nächste Übung (Stufe II (2. Teil) – Sanfter Schulterswing mit vertikaler Handbewegung) sollten Sie immer zusammen durchführen.
Atmen Sie normal, und gehen Sie 50–80 Schritte (etwa 1–2 Minuten) mit horizontaler Handwelle, danach 50–80 Schritte mit vertikaler Handbewegung – die Schulter geht betont mit. Anschließend gehen Sie ca. 100–160 Schritte (etwa 2–4 Minuten) in Ihrem ganz alltäglichen Schritt ohne spezielle Schulter- und Handbewegung, atmen hierbei aber in den seitlichen Brustkorb.

Visualisieren: Ich lasse die Energie wie ein Perpetuum mobile fortwährend durch meinen Körper kreisen.

Wichtig: Die Handbewegungen sind nicht ganz so pointiert wie bei Stufe I, denn das Hauptaugenmerk liegt auf der Schulterbewegung! Die Schultern bitte nicht verkrampfen.
Bei stärkeren Schulterschmerzen sollten Sie nicht oder nur ganz vorsichtig üben!

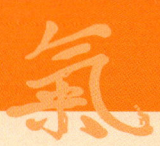

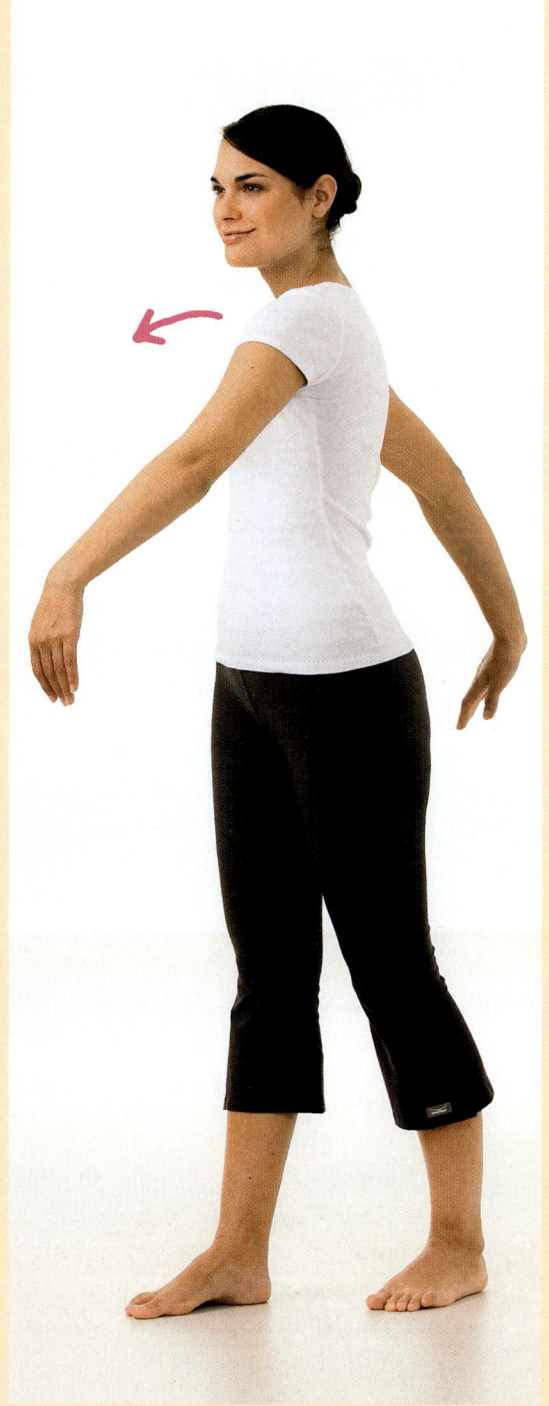

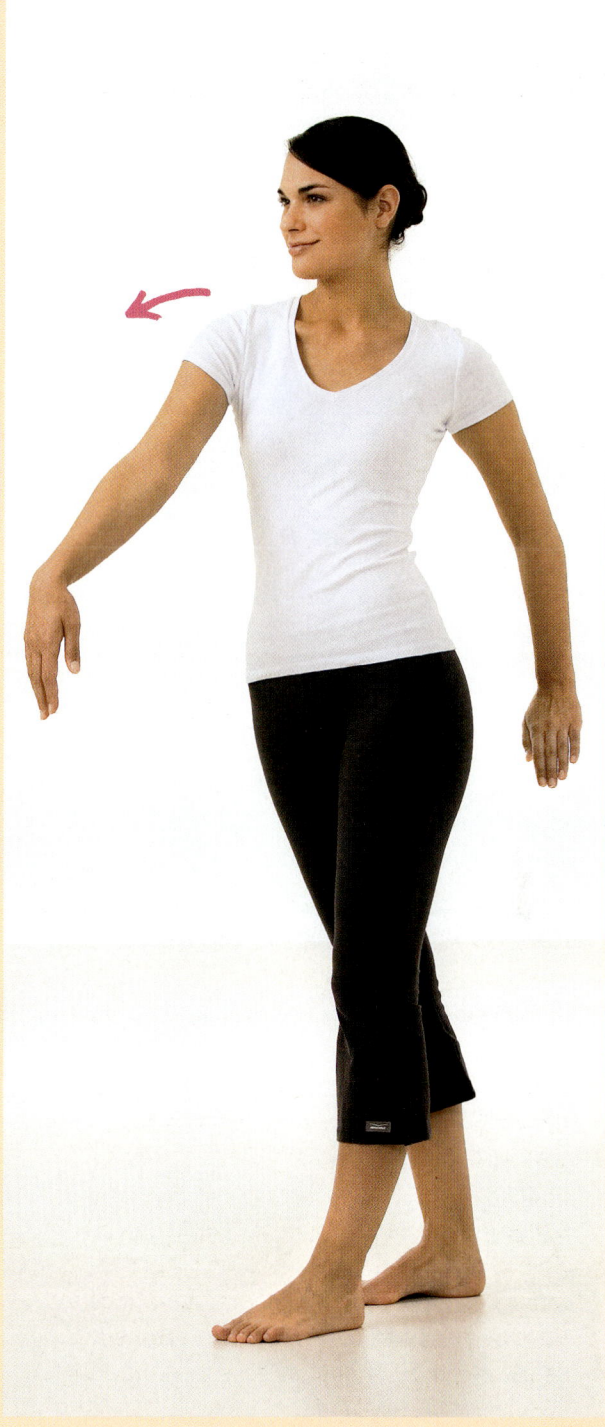

Gehen Stufe II (2. Teil)

Sanfter Schulterswing mit vertikaler Handbewegung

Bei dieser Übung werden insbesondere Dickdarm- und Herz-Energieband aktiviert.

Diese Übung

lindert:	*Kopf- und Nackenschmerzen*
löst:	*Verspannungen der gesamten Wirbelsäulenmuskulatur*
verbessert:	*die Funktion des Verdauungssystems*
stärkt:	*die Lunge*
wirkt gegen:	*Müdigkeit und Erschöpfung*
fördert:	*die Gehirnaktivität*
hellt auf:	*depressive Verstimmungen*

1 Gehen Sie ganz normal, die Arme hängen entspannt an der Seite und pendeln jeweils entgegengesetzt zu den Beinen in natürlichem Schwung locker mit.

2 Drehen Sie nun die Hände vertikal (hochkant). Biegen Sie die vordere Hand leicht nach unten ab, die hintere Hand kippt im Gelenk etwas nach oben. Lassen Sie das Ellenbogengelenk locker und entspannt.

3 Dann verlagern Sie das Zentrum der Aufmerksamkeit wieder in den Schulterbereich. Aus der natürlichen Bewegung geht die Schulter locker betont nach vorn, der Brustkorb öffnet sich dabei leicht.

4 Beim nächsten Schritt schwingt die jeweils vordere Hand nach hinten, die hintere Hand nach vorn – entsprechend wechselt fließend in der Bewegung auch die Handstellung von Beugung nach unten zu Beugung nach oben und umgekehrt. Die jeweils vordere Schulter geht immer mit in die Bewegung hinein.

5 Gehen Sie im gleichmäßigen Rhythmus ganz entspannt weiter.

Wiederholung: Diese und die vorangegangene Übung (Stufe II (1. Teil) – Sanfter Schulterswing mit horizontaler Handwelle) sollten Sie immer zusammen durchführen.

Atmen Sie normal, und gehen Sie 50–80 Schritte (etwa 1–2 Minuten) mit horizontaler Handwelle, danach 50–80 Schritte mit vertikaler Handbewegung – die Schulter geht betont mit. Anschließend gehen Sie ca. 100–160 Schritte (etwa 2–4 Minuten) in Ihrem ganz alltäglichen Schritt ohne spezielle Schulter- und Handbewegung, atmen hierbei aber in den seitlichen Brustkorb.

Visualisieren: Ich lasse die Energie wie ein Perpetuum mobile fortwährend durch meinen Körper kreisen.

Wichtig: Die Handbewegungen sind nicht ganz so pointiert wie bei Stufe I, denn das Hauptaugenmerk liegt auf der Schulterbewegung! Bleiben Sie locker, wenn Sie die Schultern mit in den Bewegungsablauf einbeziehen. Die Schultern bitte nicht verkrampfen und gegebenenfalls bewusst entspannen.

Bei stärkeren Schulterschmerzen sollten Sie nicht oder nur ganz vorsichtig üben!

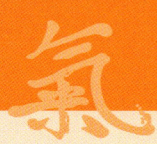

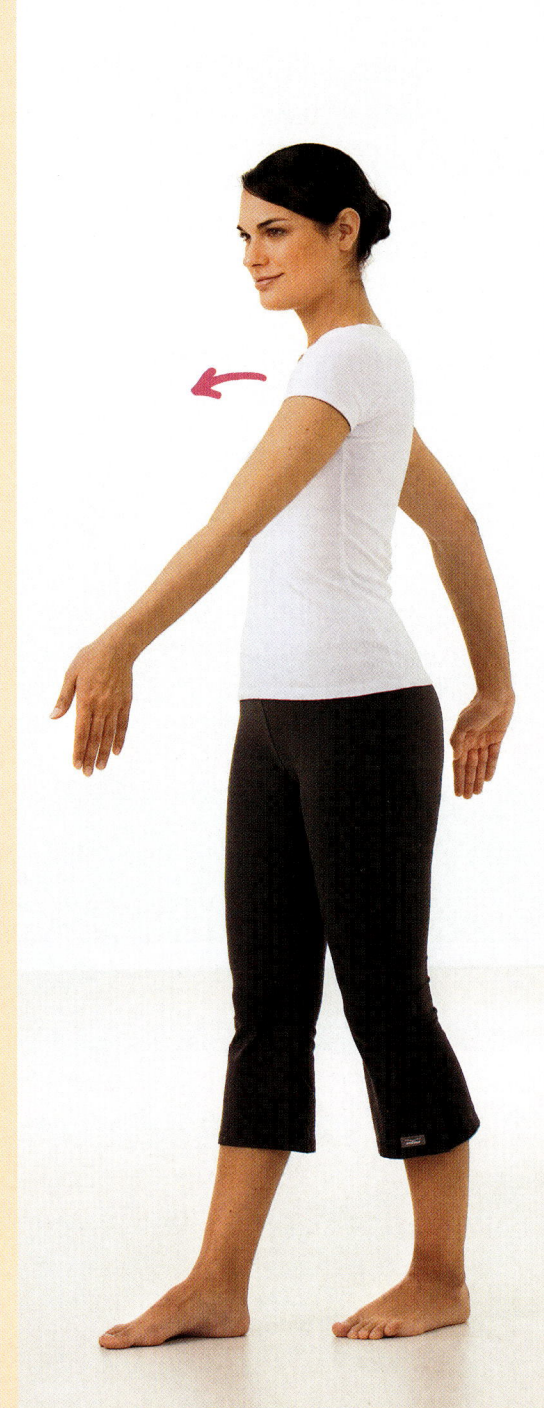

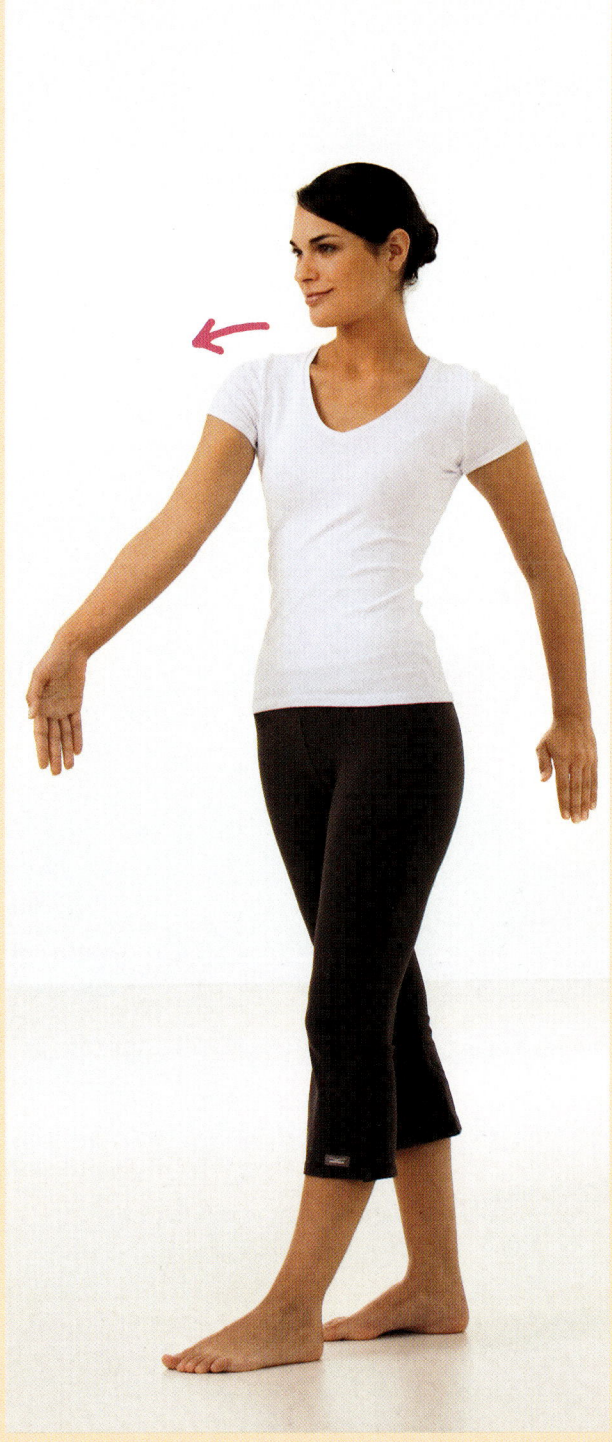

Gehen Stufe III (1. Teil)

Schulterkreisen mit horizontaler Handwelle

Die deutliche Einbeziehung des gesamten Schultergürtels bis zum Schulterblattrand in den Bewegungsablauf wirkt bei dieser Übung wie eine Energiedusche und füllt die inneren Energiedepots auf. Probieren Sie sie einmal am frühen Morgen aus, beschwingter können Sie den Tag kaum beginnen. Sie werden danach ganz wach, präsent und »im Moment« sein. Diese Übung aktiviert außerdem insbesondere die 3-Yin- und 3-Yang-Energiebänder in Händen und Schultern.

Diese Übung

löst:	*Verspannungen der Schulterregion und der gesamten Wirbelsäulenmuskulatur*
lindert:	*Kopf- und Nackenschmerzen*
verbessert:	*die Funktion des Verdauungssystems*
stärkt:	*die Lunge*
wirkt gegen:	*Müdigkeit und Erschöpfung*
fördert:	*die Gehirnaktivität und baut Vergesslichkeit vor*
hellt auf:	*depressive Verstimmungen*
hilft:	*bei Angstzuständen*

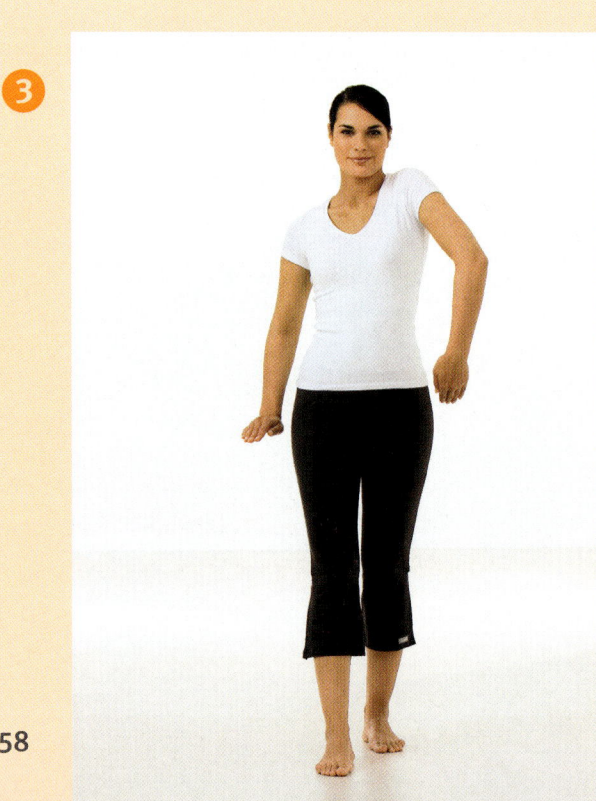

3

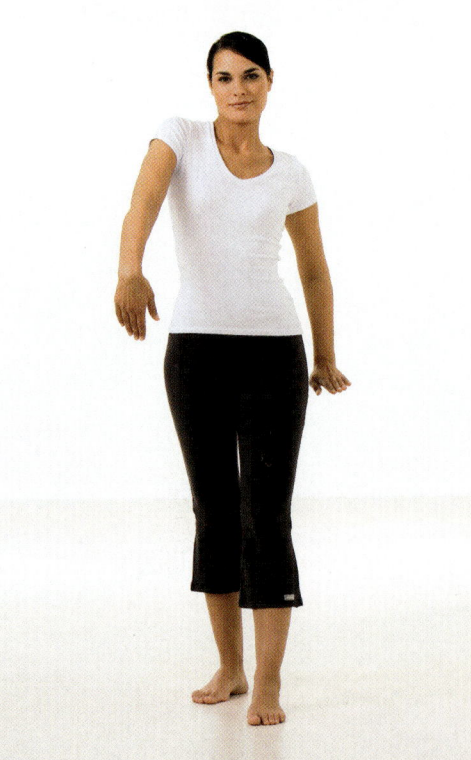

4

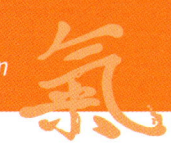

1 Beginnen Sie die Übung wieder in Ihrem ganz normalen Gehrhythmus, d.h., wenn das rechte Bein vorn ist, geht die linke Hand vor, und umgekehrt.

2 Beugen Sie die vordere Hand erneut leicht nach unten ab, der Handrücken zeigt nach vorn, die Finger bleiben locker hängen. Bei der hinteren Hand bilden Handgelenk und Unterarm etwa einen rechten Winkel, die Handfläche zeigt nach unten, die Finger bleiben locker gestreckt. Das Ellenbogengelenk entspannt locker lassen.

3 Während des Gehens liegt das Hauptaugenmerk auf den Schultern. Dazu bewegen Sie den gesamten Schulterbereich einer Seite bei jedem Schritt in einer ganzen Rotation locker kreisend nach vorn, oben, hinten und unten.

4 Auf der anderen Seite erfolgt die Bewegung gegengleich, d.h. nach hinten, unten, vorn und oben. Der Bewegungsablauf wird verständlicher, wenn Sie sich die Bewegung der Pedale beim Radfahren vorstellen – allerdings beim Rückwärtsfahren! Die Stellung der Hände wechselt fließend in der Bewegung von Beugung nach unten zu Beugung nach oben und umgekehrt.

5 Gehen Sie im gleichmäßigen Rhythmus ganz entspannt weiter.

Wiederholung: Diese und die nächste Übung (Stufe III (2. Teil) – Schulterkreisen mit vertikaler Handbewegung) sollten Sie bitte immer zusammen durchführen.
Atmen Sie normal ein und aus, und gehen Sie 50–80 Schritte (etwa 1–2 Minuten) mit horizontaler Handwelle, danach 50–80 Schritte mit vertikaler Handbewegung – die Schulter jeweils kreisen lassen. Anschließend gehen Sie ca. 100–160 Schritte (etwa 2–4 Minuten) in Ihrem ganz alltäglichen Schritt ohne spezielle Schulter- und Handbewegung, atmen hierbei aber in den seitlichen Brustkorb.

Visualisieren: Ich dirigiere die gesamte Natur und bin wach und präsent.

Wichtig: Lassen Sie die Schulter ganz locker, und kreisen Sie sie bewusst im Gelenk.
Bei leichten Schulterschmerzen vorsichtig üben – sofern keine Bewegungseinschränkungen vorliegen. Wenn Sie das Schultergelenk nicht frei bewegen können, vermeiden Sie bitte diese Übung.

4

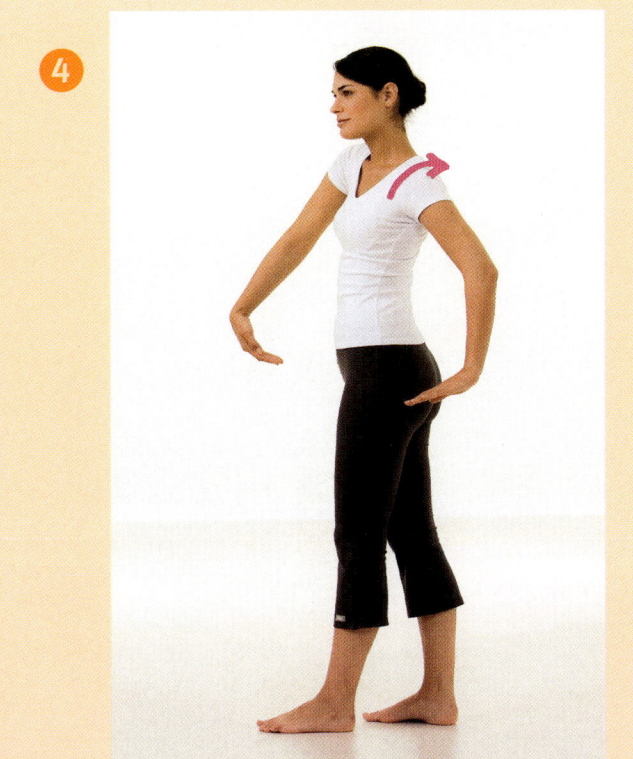

Gehen Stufe III (2. Teil)

Schulterkreisen mit vertikaler Handbewegung

Bei dieser Übung geht das Hauptaugenmerk von den natürlich schwingenden Händen auf die gesamte Schulterregion über.

Das langsame und gleichmäßige Kreisen der Schultern aktiviert insbesondere Dickdarm- und Herz-Energieband. Dabei soll die Bewegung fließend erfolgen – Sie sollten nach Möglichkeit nicht wie ein »Roboter« aussehen...

Diese Übung

löst:	*Verspannungen der Schulter-region und der gesamten Wirbelsäulenmuskulatur*
stärkt:	*die Lunge*
lindert:	*Kopf- und Nackenschmerzen*
wirkt gegen:	*Müdigkeit und Erschöpfung*
fördert:	*die Gehirnaktivität und baut Vergesslichkeit vor*
verbessert:	*die Funktion des Verdauungs-systems*
hellt auf:	*depressive Verstimmungen*
hilft:	*bei Angstzuständen*

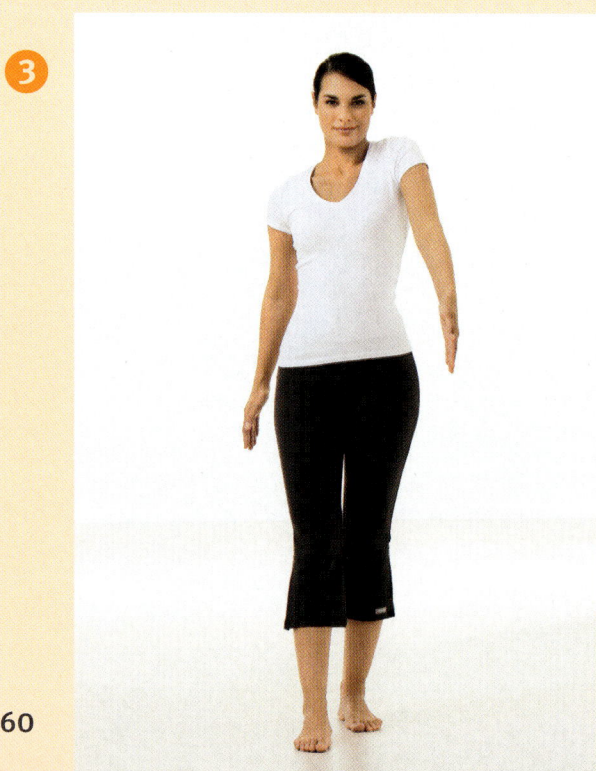

3

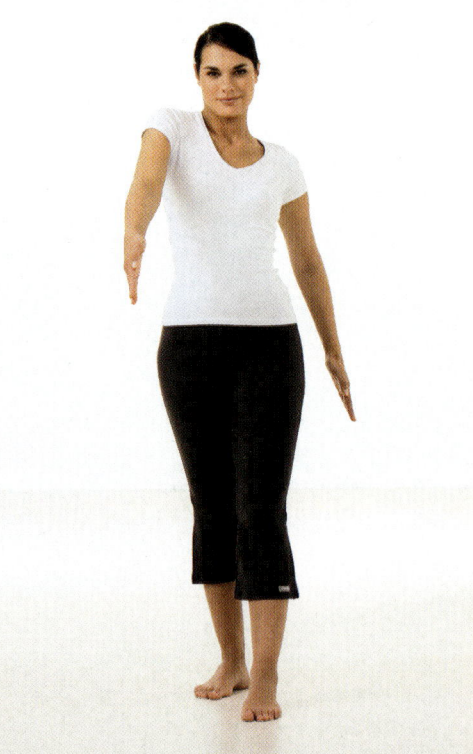

4

❶ Beginnen Sie die Übung wieder in Ihrem ganz normalen Gehrhythmus, d.h., wenn das rechte Bein
vorn ist, geht die linke Hand vor, und umgekehrt.

❷ Drehen Sie die Hände dabei vertikal (hochkant).
Biegen Sie die vordere Hand leicht nach unten ab,
die hintere Hand kippt im Gelenk etwas nach
oben – die Bewegung ist nicht ganz so pointiert
wie bei Stufe I, denn das Hauptaugenmerk liegt
auf der Schulterbewegung. Lassen Sie das Ellenbogengelenk ganz locker und entspannt.

❸ Während des Gehens liegt die Hauptbewegung
auf den Schultern. Dazu bewegen Sie den gesamten Schulterbereich bei jedem Schritt in einer
ganzen Rotation locker kreisend nach vorn, oben,
hinten und unten.

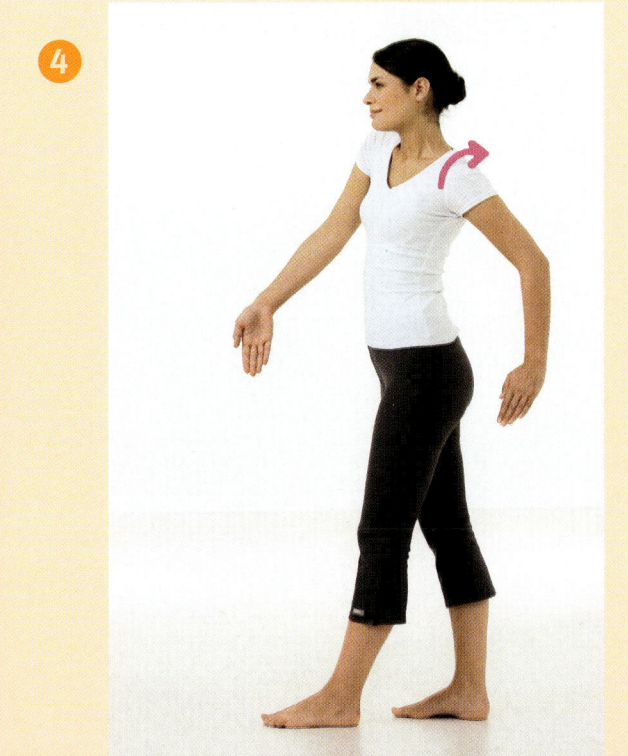

❹ Auf der anderen Seite erfolgt die Bewegung
gegengleich, d.h. nach hinten, unten, vorn und
oben. Der Bewegungsablauf wird verständlicher,
wenn Sie sich die Bewegung der Pedale beim
Radfahren vorstellen – allerdings beim Rückwärtsfahren! Die Stellung der Hände wechselt fließend
in der Bewegung von Beugung nach unten zu
Beugung nach oben und umgekehrt.

❺ Gehen Sie im gleichmäßigen Rhythmus ganz entspannt weiter.

Wiederholung: Diese und die voran gegangene
Übung (Stufe III (1. Teil) – Schulterkreisen mit
horizontaler Handwelle) sollten Sie immer zusammen durchführen.
Atmen Sie normal, und gehen Sie 50 – 80 Schritte
(etwa 1 – 2 Minuten) mit horizontaler Handwelle,
danach 50 – 80 Schritte mit vertikaler Handbewegung – die Schulter jeweils kreisen lassen.
Anschließend gehen Sie ca. 100 – 160 Schritte
(etwa 2 – 4 Minuten) in Ihrem ganz alltäglichen
Schritt ohne spezielle Schulter- und Handbewegung, atmen hierbei aber in den seitlichen
Brustkorb.

Visualisieren: Ich dirigiere die gesamte Natur und
bin wach und präsent.

Wichtig: Lassen Sie die Schulter ganz locker, und
kreisen Sie sie bewusst im Gelenk.
Bei leichten Schulterschmerzen bitte nur vorsichtig üben – sofern keine Bewegungseinschränkungen vorliegen. Bei schweren Schulterschmerzen
mit deutlicher Bewegungseinschränkung sollten
Sie die Übung ganz auslassen.

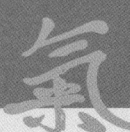
Übersicht

Qi Gong im Gehen

Hier sehen Sie alle drei Stufen von Qi Gong im Gehen im Überblick – Stufe I mit Handbewegung, Stufe II mit Schulterswing, Stufe III mit Schulterrotation. So bekommen Sie ein besseres Gefühl für die fließende Bewegungsabfolge.

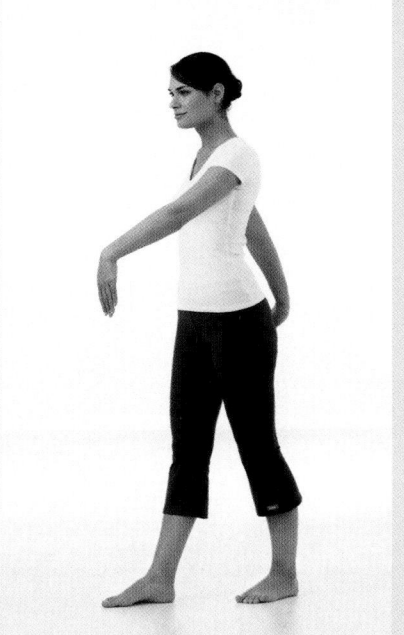

I (1. Teil)

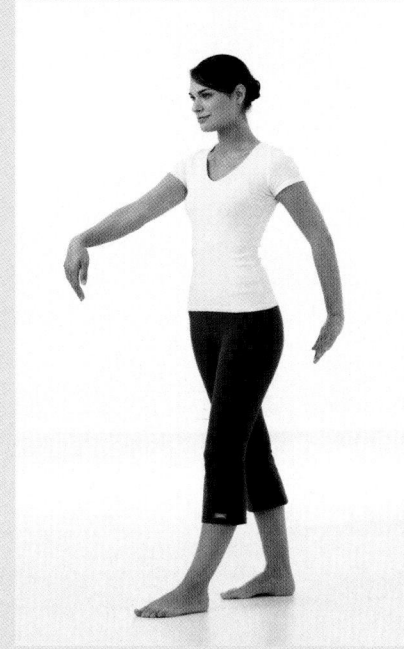

I (1. Teil)

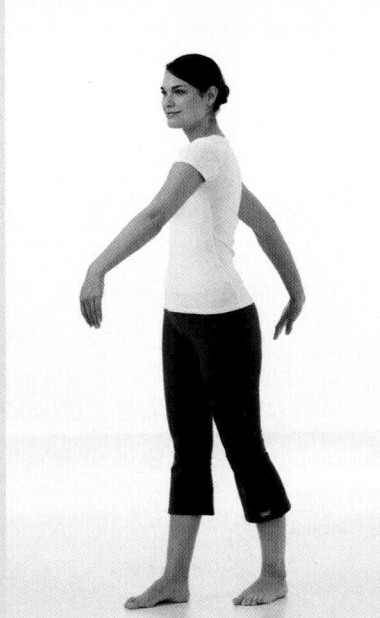

II (1. Teil)

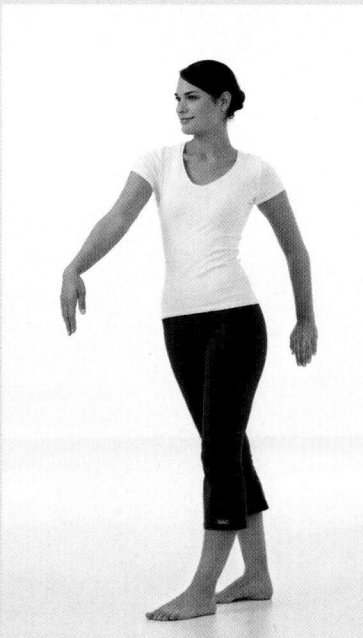

II (1. Teil)

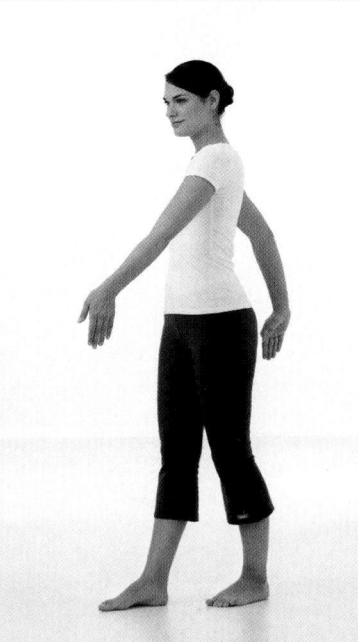

II (2. Teil)

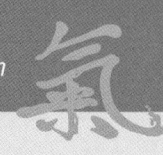

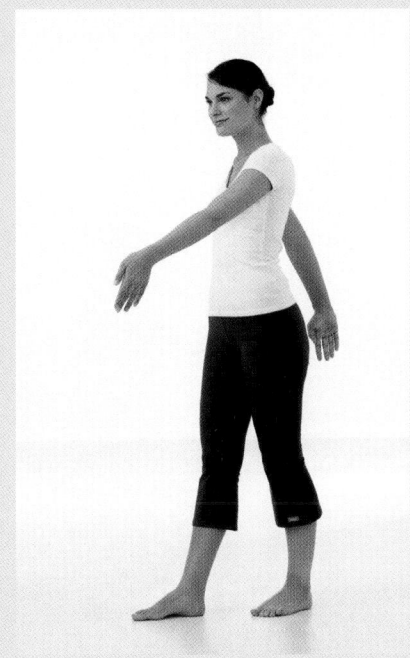

I (2. Teil)

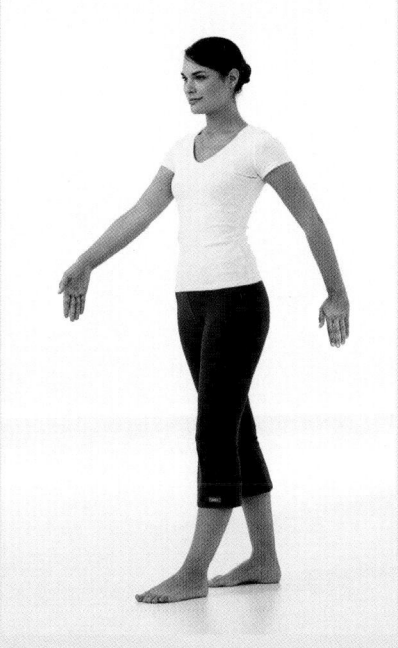

I (2. Teil)

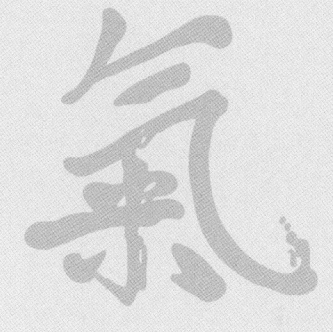

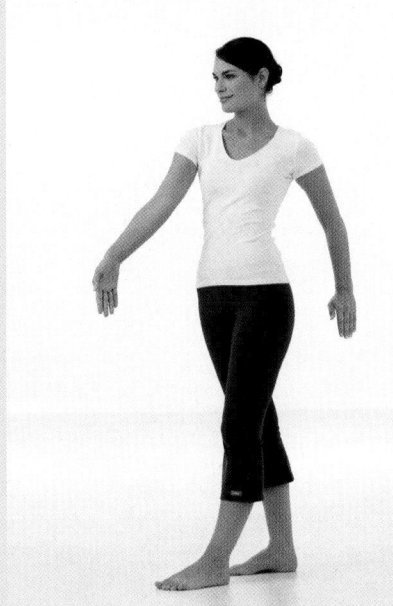

II (2. Teil)

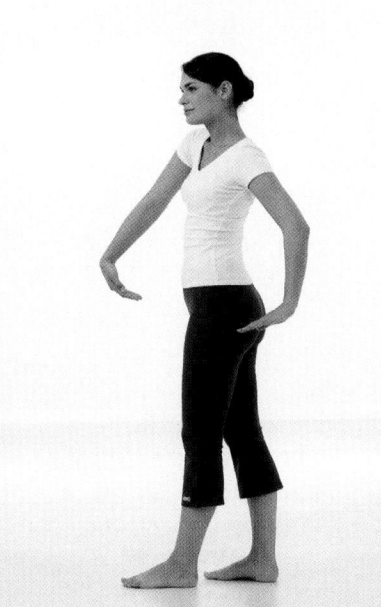

III (1. Teil)

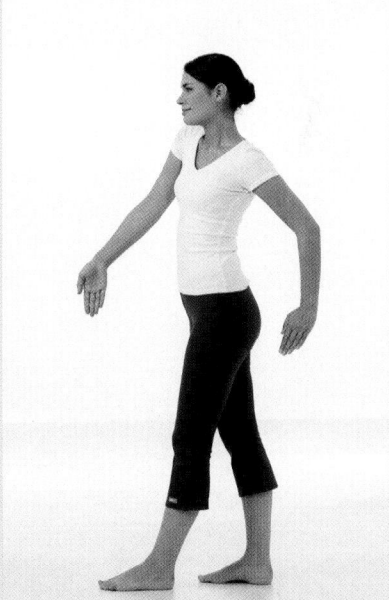

III (2. Teil)

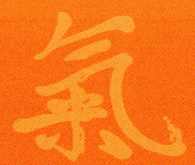

Sitzen: Die 2. Würde des Menschen

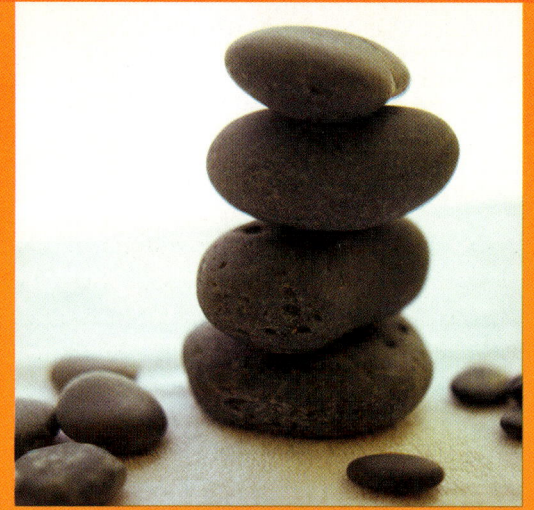

*Genau die richtigen Übungen für das Mittagstief im Büro: Sie sitzen,
entspannen sich, füllen Ihren Körper mit frischer Energie. Und fühlen sich
hellwach und guter Dinge. Qi Gong im Sitzen ist eine der besten Möglichkeiten,
um die positiven Wirkungen der chinesischen Bewegungsmethode auch
im hektischen Alltag, unterwegs in Zug und Bus oder einfach zu Hause
zwischendurch zu erleben.*

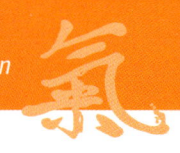

Die »2. Würde des Menschen«, das aufrechte Sitzen, führt in Verbindung mit Qi-Gong-Übungen zu einer Vertiefung des Atmens, zu deutlicherem Körperbewusstsein und zu innerer Stille und Gelassenheit: Einfach sitzen, ausruhen und geschehen lassen, um wach und präsent in die Entspannung zu sinken. Die Erfahrung der geistigen Ruhe und das Hineingleiten in die Leere aus dem Sitzen heraus findet sich schon im Huang-Di Nei-jing (»Die Medizin des Gelben Kaisers«), dem bereits erwähnten Standardwerk der Traditionellen Chinesischen Medizin aus dem 2. Jahrhundert v. Chr. Dort heißt es: »Vollkommen leer werden, dann kommt das wahre Qi daher.«

Die folgenden Übungen sind besonders gut für Schüler und Studenten geeignet. Sie fördern die Konzentrationsfähigkit und helfen dabei, vor und während wichtiger Prüfungen die Nervosität zu reduzieren, zur Ruhe zu kommen und die eigene Stärke zu spüren. Qi Gong im Sitzen ist darüber hinaus die ideale Einstiegsmöglichkeit für Menschen, die zeitweise oder dauerhaft unter Bewegungseinschränkungen leiden und Probleme mit dem Gehen oder Stehen haben.

Das Qi fließt

Die Hauptaspekte dieser Übungsfolge sind die Harmonie der Haltung sowie Ruhe und Sammlung der Gedanken – achten Sie während der Bewegungen wieder auf den frei schwingenden Atemfluss und eine vertiefte Bauchatmung. Ziel ist es, das Qi in Ihrem Energiezentrum etwas unterhalb des Nabels, dem Dantian, zu sammeln und von dort nach unten zu lenken. Bei einigen Übungen lassen Sie den Energiestrom sogar gedanklich noch über Ihren Körper hinaus in die Umgebung strömen. Im Sitzen ist es zudem möglich, mit den Füßen Bodenkontakt zu haben, ohne dass sie vom Körpergewicht belastet werden. So können Sie – im wahrsten Sinne des Wortes – den »Boden unter den Füßen« nicht verlieren bzw. den Kontakt zum Grund schnell wiederherstellen. Am besten üben Sie barfuß – vorausgesetzt, der Boden ist warm genug. Wenn Ihnen zu kalt sein sollte, können Sie jedoch auch Ihre Socken und/oder Schuhe anlassen.

Die Wirkung lässt sich noch verstärken, wenn Sie während des Sitzens nicht nur die Füße, sondern auch Oberkörper, Arme und Hände sanft mitbewegen (Stufen II und III). Wie schon für die Qi-Gong-Übungen im Gehen gilt: Die drei Stufen bauen aufeinander auf und sollten idealerweise als Gesamtkomplex geübt werden. Wenn Sie wenig Zeit haben, dürfen Sie natürlich auch jede Stufe für sich alleine üben – es ist immer besser, kurz zu üben, als gar nicht. Da sie kaum die Aufmerksamkeit anderer erregen, können Sie die Übungen der Stufe I besonders gut in den Alltag integrieren – üben Sie doch zum Beispiel einmal in der Kaffeepause eines anstrengenden Meetings oder beim Abendessen mit Freunden!

Bitte beachten Sie: Der 1. und 2. Teil jeder Stufe bilden eine Einheit, ihre Wirkungen sind aufeinander abgestimmt. Sie sollten daher nach Möglichkeit zusammen ausgeführt werden! Wenn Sie alle Stufen hintereinander ausführen möchten, sollten Sie sich ca. 15 Minuten Zeit nehmen.

Track 27

Sitzen Stufe I (1. Teil)
Ruhiges Energie-Sitzen

Ziel dieser Übung ist es, frische Energie von oben in das untere Dantian zu leiten und von hier im ganzen Körper zirkulieren zu lassen. Das Energie-Sitzen aktiviert insbesondere die 3-Yin- und 3-Yang-Energiebänder in den Füßen.

Diese Übung	
lindert:	*Kopfschmerzen*
hilft:	*bei Augendruck durch Über-lastung (Bildschirmarbeit)*
verbessert:	*die Funktion des Verdauungs-systems*
mildert:	*stressbedingte Tagesmüdigkeit*
löst auf:	*Zorngefühle*

① Setzen Sie sich bequem auf einen Stuhl, ohne sich anzulehnen; dabei sollten der ganze Po und ungefähr die Hälfte des Oberschenkels auf der Sitzfläche aufliegen, Schultern und Ellenbogen bleiben locker hängen. Die Hände liegen entspannt übereinander auf dem Energiezentrum unterhalb des Nabels. Bei Frauen ist die rechte Hand unten, bei Männern die linke Hand. Die Füße stehen parallel und nebeneinander flach auf dem Boden, idealerweise ohne Schuhe oder barfuß. Achten Sie aber darauf, dass der Boden nicht kalt ist! Atmen Sie ruhig in den Bauchraum.

② Mit der AUSatmung schieben Sie beide Füße gleichzeitig leicht schleifend so weit nach vorn, dass sie gerade noch mit der ganzen Fußsohle Bodenkontakt halten. Lassen Sie die Energie über die Fußspitzen hinaus noch ca. 3 – 5 Meter in die Umgebung fließen.

③ Wenn Sie die Endstellung erreicht haben, ziehen Sie beide Füße gleichzeitig langsam wieder so weit zurück, wie die Fersen noch Bodenkontakt haben. Dabei EINatmen.

④ Beim nächsten Vorwärtsschieben drehen Sie die Fußspitzen nach innen, so dass sie sich berühren. Die Füße jedoch nicht kippen – die komplette Fußsohle bleibt immer in Bodenkontakt. Dabei wieder AUSatmen.

⑤ Ziehen Sie die Füße während Sie EINatmen langsam zum Stuhl zurück.

Wiederholung: Je 8-mal Füße gerade/einwärtsgedreht im Wechsel

Visualisieren: So wie beim Duschen das Wasser von oben nach unten fließt, so strömt frische Energie durch meinen Körper bis in die Zehenspitzen und nimmt Verbindung mit dem Boden auf.

Wichtig: Bei Rückenproblemen können Sie sich zum Üben an den Stuhl anlehnen. Wenn Sie unter einer Arthrose im Sprunggelenk mit Bewegungseinschränkung leiden, sollten Sie nur vorsichtig üben.

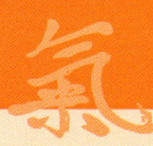

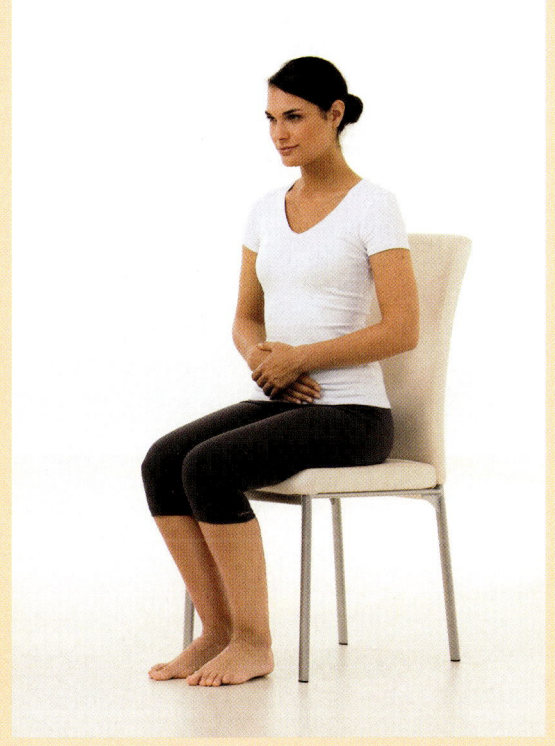

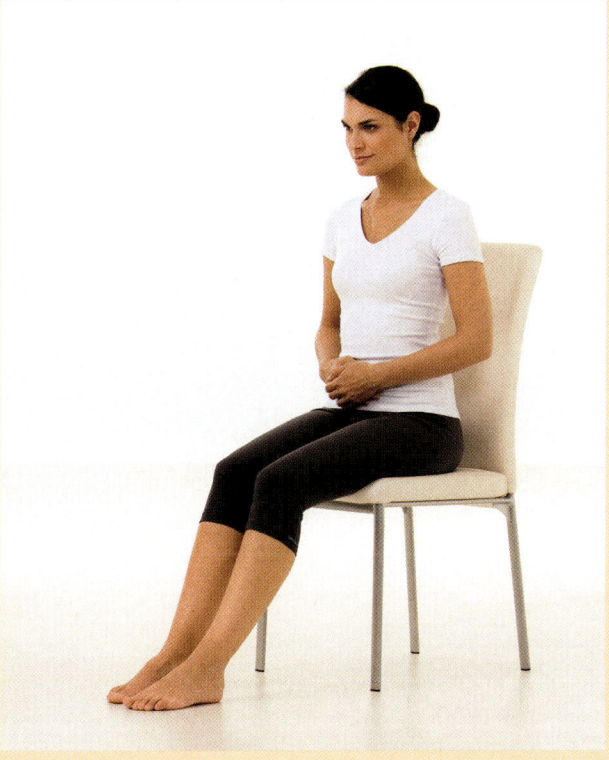

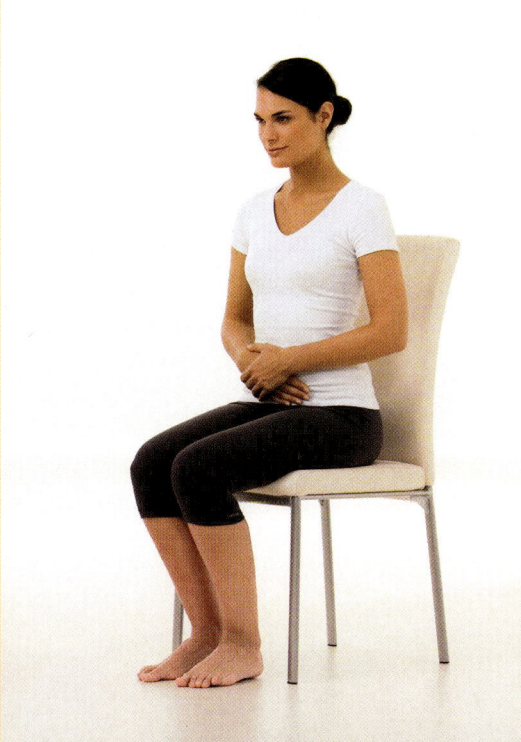

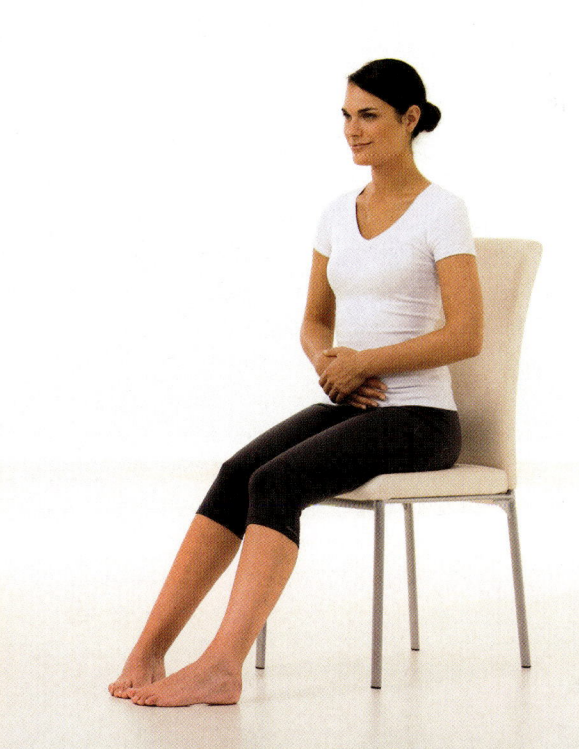

Sitzen Stufe I (2. Teil)
Mit Fußheben

Bei dieser Übung lässt das Anheben der Füße ein Gefühl der Leichtigkeit und der Losgelöstheit entstehen. Gleichzeitig werden die Oberschenkel sanft geformt und insbesondere die 3-Yin- und 3-Yang-Energiebänder in den Füßen aktiviert.

Diese Übung

lindert:	*Kopfschmerzen*
hilft:	*bei Augendruck durch Überlastung (Bildschirmarbeit)*
verbessert:	*die Funktion des Verdauungssystems*
dämpft:	*Heißhunger*
stärkt:	*die Bauch- und Oberschenkelmuskulatur*
mildert:	*stressbedingte Tagesmüdigkeit*
löst auf:	*Zorngefühle*

1 Setzen Sie sich bequem auf einen Stuhl, die Hände liegen übereinander auf dem Energiezentrum – bei Frauen ist die rechte Hand unten, bei Männern die linke Hand. Die Füße stehen parallel und nebeneinander flach auf dem Boden.

2 Schieben Sie mit dem AUSatmen beide Füße langsam so weit nach vorn, dass Sie mit der ganzen Fußsohle noch Bodenkontakt haben.

3 Wenn Sie diesen Zielpunkt erreicht haben, heben Sie beide Füße gleichzeitig an. Dabei die Fußspitzen so weit nach vorn strecken, bis Sie ein leichtes Ziehen vom Fußrücken bis zum Schienbein verspüren. Lassen Sie die Energie über die Fußspitzen hinaus in Gedanken wieder ca. 3 – 5 Meter in die Umgebung fließen.

4 Senken Sie mit dem EINatmen beide Füße gleichzeitig auf den Boden ab, und ziehen Sie sie zum Stuhl zurück. Wenn die Unterschenkel eine gerade Linie bilden, heben Sie die Füße ca. eine Handbreit an, bis Sie ein Ziehen in der Wade spüren.

5 Beim nächsten Vorwärtsschieben drehen Sie die Fußspitzen nach innen, so dass sie sich berühren. Schieben Sie dann beide Füße wieder nach vorn, bis sie gerade noch Bodenkontakt halten. Dann heben Sie beide Füße gleichzeitig an. Dabei AUSatmen.

6 Senken Sie mit dem EINatmen beide Füße gleichzeitig langsam auf den Boden, und ziehen Sie sie zum Stuhl zurück. Am Ende der Bewegung heben Sie beide Füße wieder vom Boden ab.

Wiederholung: Je 8-mal Füße gerade/einwärtsgedreht im Wechsel

Visualisieren: Energie durchströmt mich und bringt mich mit der Natur in direkte Verbindung.

Wichtig: Heben Sie die Füße ohne Schwung in die Luft. Bei Rückenproblemen können Sie sich auch an den Stuhl anlehnen.
Diese Übung sollten Sie bei akuten Knieschmerzen und Sprunggelenksbeschwerden mit Bewegungseinschränkung vermeiden.

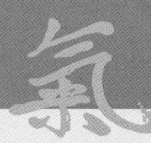

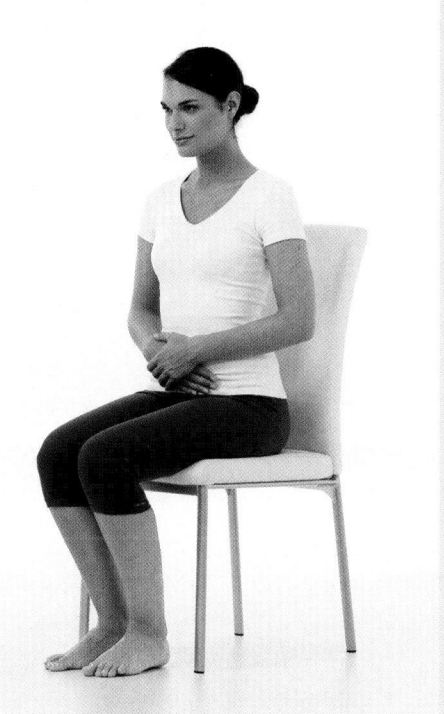

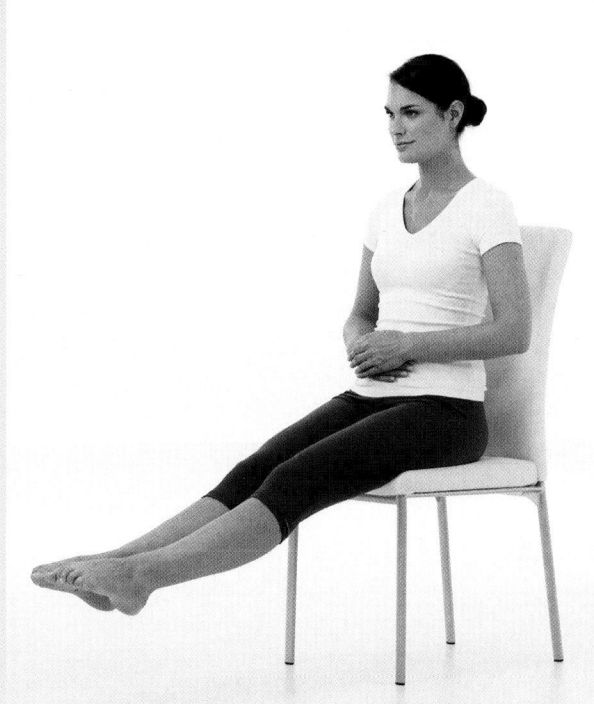

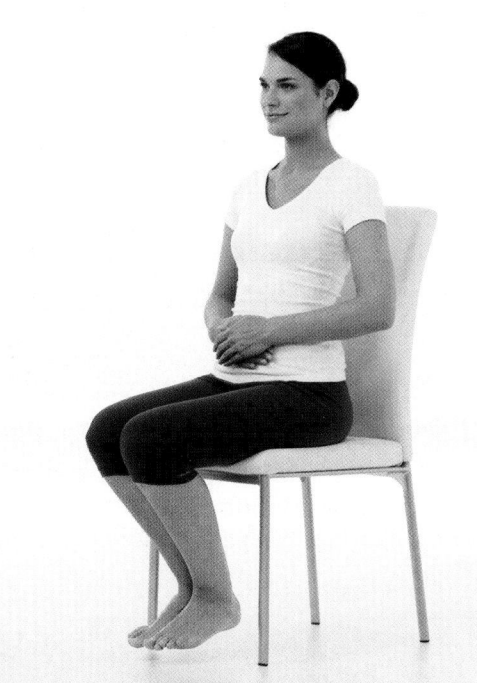

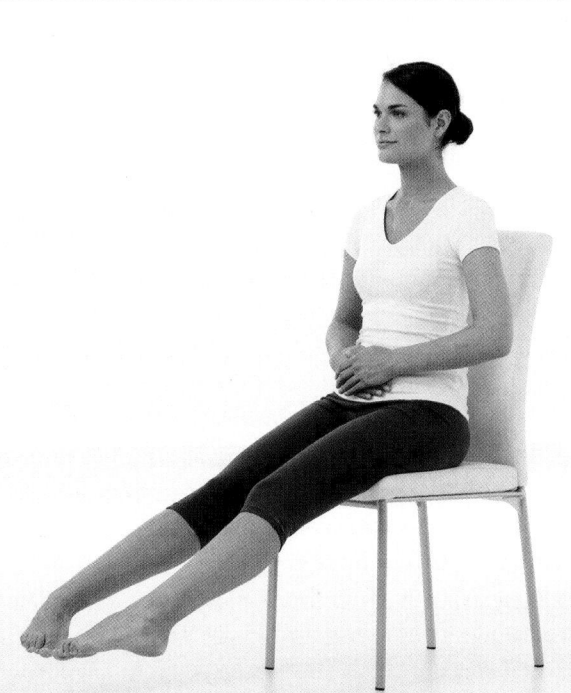

Track 29 ## *Sitzen Stufe II (1. Teil)*
Mit sanfter Rumpfneigung

Durch die Vorneigung des Rumpfes und die Bewegung der Arme und Hände werden die 3-Yin- und 3-Yang-Energiebänder der Füße und Hände mit dem Ren- und Du-Energieband verbunden.

Diese Übung

lindert:	*Kopfschmerzen*
hilft:	*bei Augendruck durch Überlastung (Bildschirmarbeit)*
lockert:	*Verspannungen der Rumpf- und der wirbelsäulennahen Muskulatur*
verbessert:	*die Funktion des Verdauungssystems*
dämpft:	*Heißhunger*
mildert:	*stressbedingte Tagesmüdigkeit*
löst auf:	*Zorngefühle*

1 Sie sitzen weiter aufrecht auf einem Stuhl. Lassen Sie die Arme seitlich entspannt hängen, Unterarme und Hände bilden einen rechten Winkel, die Handflächen zeigen nach unten. Die Füße stehen parallel und flach nebeneinander auf dem Boden.

2 Mit dem AUSatmen schieben Sie die Füße langsam nach vorn und beugen auch Ihren Oberkörper sanft nach vorn. Gleichzeitig führen Sie Ihre Arme in einem leichten Bogen nach oben ungefähr bis zur Höhe der Schultern, die Hände sind jetzt nach unten gebeugt.

3 Wenn Sie mit den Füßen den Endpunkt erreicht haben, senken Sie das Kinn leicht in Richtung Brust, so als ob Sie jemandem ergeben zunicken wollten.

4 Nach einer kurzen Pause beugen Sie die Hände nach oben, so dass die Handflächen nun nach vorn zeigen, und führen sie seitlich auf Hüfthöhe zurück, während Sie gleichzeitig den Rumpf wieder aufrichten und die Füße langsam zurückziehen – dabei EINatmen. Die Fußsohle bleibt immer in Bodenkontakt und wird nicht angehoben.

5 Wiederholen Sie diesen Bewegungsablauf. Jetzt drehen Sie aber die Fußspitzen beim Vorwärtsschieben nach innen, so dass sie sich berühren. Die Bewegung von Rumpf, Armen und Händen ist wie zuvor.

Wiederholung: Je 8-mal Füße gerade/einwärtsgedreht im Wechsel

Visualisieren: Wie ein Baum beuge ich mich im Wind, richte mich in der Stille auf und ruhe in meiner Mitte.

Wichtig: Achten Sie beim Absenken des Kinns auf eine langsame, flüssige Dehnung des Nackens, um das Blasen-Energieband zu regulieren. Bei Arthrose im Sprunggelenk sollten Sie nur vorsichtig üben.

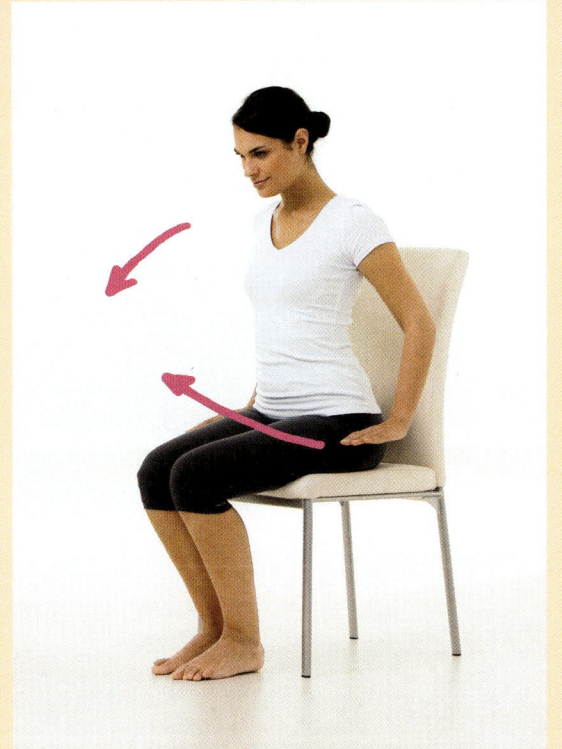

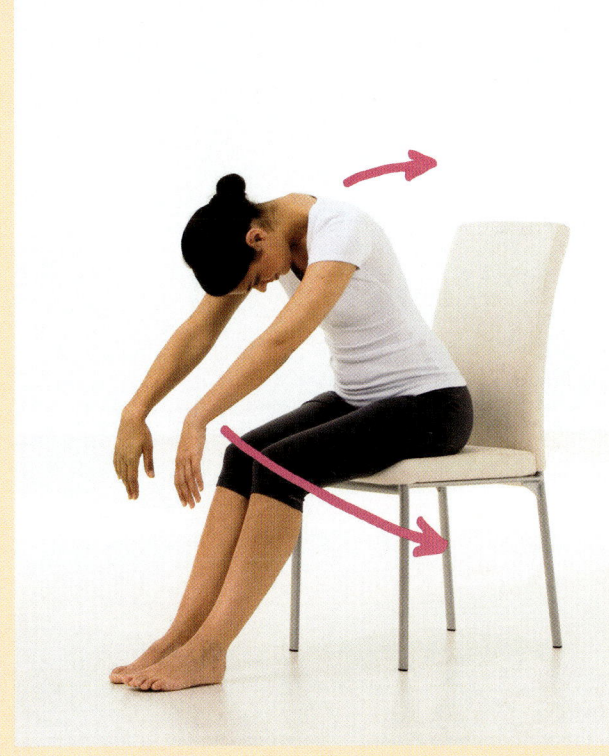

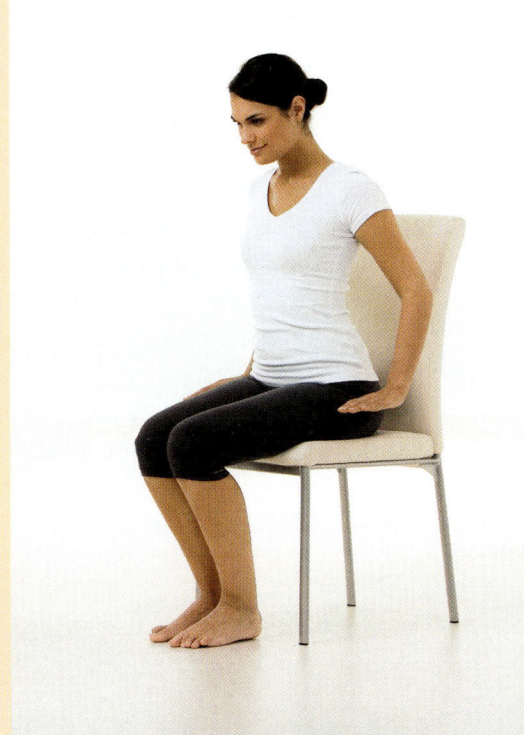

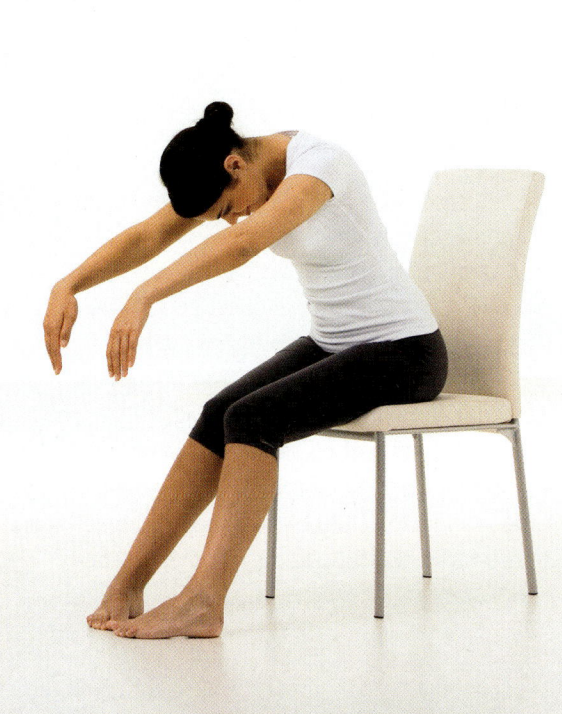

Track 30

Sitzen Stufe II (2. Teil)

Mit sanfter Rumpfneigung und Fußheben

Das Anheben von Armen und Füßen aktiviert insbesondere das Du-Energieband, außerdem wird die gesamte Yang-Energie des Körpers neu verteilt.

Diese Übung

lindert:	*Kopfschmerzen*
hilft:	*bei Augendruck durch Überlastung (Bildschirmarbeit)*
lockert:	*Verspannungen der Rumpf- und der wirbelsäulennahen Muskulatur*
verbessert:	*die Funktion des Verdauungssystems*
dämpft:	*Heißhunger*
stärkt:	*die Bauch- und Oberschenkelmuskulatur*
mildert:	*stressbedingte Tagesmüdigkeit*
löst auf:	*Zorngefühle*

❶ Sie sitzen aufrecht, die Arme hängen entspannt nach unten, Unterarme und Hände im rechten Winkel, die Handflächen zeigen nach unten. Die Füße stehen nebeneinander auf dem Boden.

❷ Mit der AUSatmung schieben Sie die Füße langsam nach vorn und beugen dabei Ihren Oberkörper ebenfalls leicht vor. Gleichzeitig heben Sie Ihre Arme in einem sanften Bogen nach oben an, die Hände sind nun nach unten gebeugt.

❸ Wenn Sie mit den Füßen den Endpunkt erreicht haben, senken Sie das Kinn leicht in Richtung Brust, so, als ob Sie jemandem zunicken wollten, und heben gleichzeitig beide Füße an, Füße gestreckt, die Zehenspitzen zeigen nach vorn.

❹ Mit der EINatmung beugen Sie die Hände nach oben, so dass die Handflächen nun nach vorn zeigen, und führen die Arme nach unten auf Hüfthöhe zurück. Gleichzeitig richten Sie den Rumpf auf, senken beide Füße ab und ziehen sie zum Stuhl zurück. Dort heben Sie die Füße etwa eine Handbreit vom Boden ab.

❺ Beginnen Sie von vorn, nur drehen Sie dieses Mal im Vorwärtsschieben die Fußspitzen nach innen. Oberkörper, Arme und Hände gehen wie zuvor mit. Wenn Sie den Endpunkt erreichen, beide Füße wieder anheben. Dabei AUSatmen.

❻ Dann beide Füße langsam absenken, zurückziehen und am Ende die Ferse anheben. Gleichzeitig richtet sich der Oberkörper auf, und die Hände gehen zurück. Dabei EINatmen.

Wiederholung: Je 8-mal Füße gerade/einwärtsgedreht im Wechsel

Visualisieren: Meine Füße streicheln den Boden und steigen in den Himmel.

Wichtig: Bei Arthrose im Sprunggelenk sollten Sie nur vorsichtig üben, bei Meniskusschäden oder anderen schmerzhaften Knieproblemen sowie akuten Rückenschmerzen die Übung ganz vermeiden.

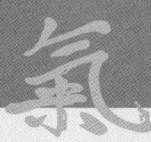

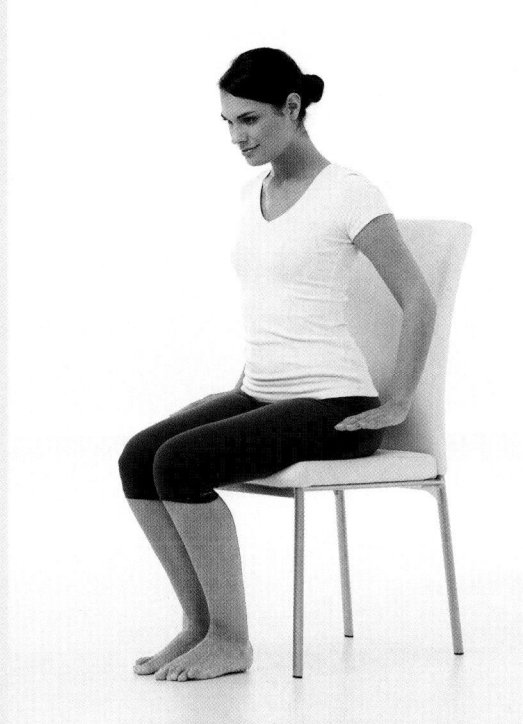

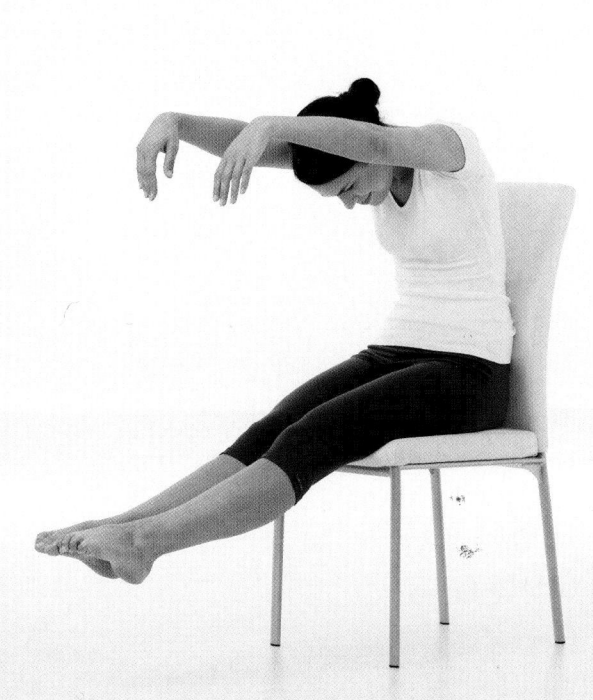

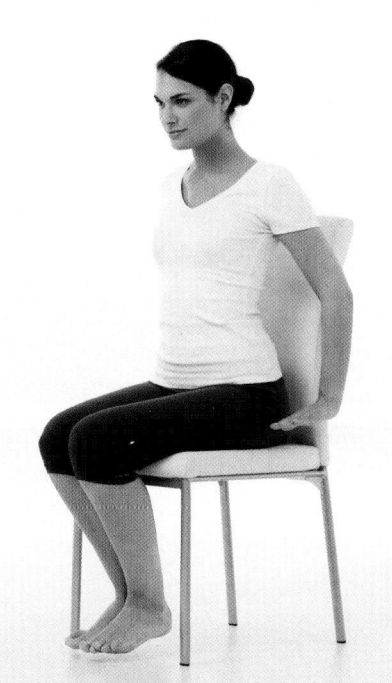

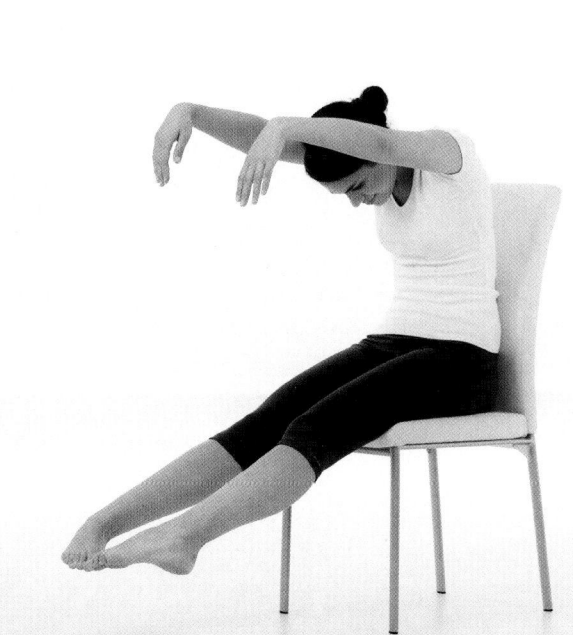

Sitzen Stufe III (1. Teil)
Mit leichter Rumpfneigung und sanfter Rumpfrotation

Diese Übung wirkt insbesondere auf die 3-Yin- und 3-Yang-Energiebänder an Händen und Füßen. Die Rumpfrotation aktiviert zusätzlich Ren- und Du-Energieband.

Diese Übung

lindert:	*Kopfschmerzen*
hilft:	*bei Augendruck durch Über-lastung (Bildschirmarbeit)*
lockert:	*Verspannungen der Rumpf- und der wirbelsäulennahen Muskulatur*
reguliert:	*den Muskeltonus im gesamten Körper*
hilft:	*bei Wirbelsäulenproblemen*
verbessert:	*die Funktion des Verdauungs-systems*
mildert:	*stressbedingte Tagesmüdigkeit*
löst auf:	*Zorngefühle*

1 Sie sitzen aufrecht, aber entspannt, beide Füße stehen parallel nebeneinander auf dem Boden. Die Arme hängen locker nach unten, Unterarme und Hände bilden einen rechten Winkel, die Handflächen zeigen nach unten.

2 Mit der AUSatmung schieben Sie den linken Fuß nach vorn. Gleichzeitig neigen Sie den Oberkörper leicht und langsam nach vorn links in Richtung Fußspitze, die rechte Hand ist nun im Gelenk nach unten gebeugt und geht in sanftem Bogen nach oben. Die linke Hand bleibt seitlich neben der Hüfte. Senken Sie das Kinn zur Brust.

3 Wenn Scheitel und Knie etwa eine Linie bilden, beugen Sie mit der Einatmung die rechte Hand nach oben, so dass die Handfläche nach vorn zeigt, und führen Arm und Fuß in die Ausgangs-stellung zurück. Richten Sie auch den Rumpf auf.

4 Wiederholen Sie die Übung auf der anderen Seite, d. h., schieben Sie den rechten Fuß nach vorn, führen Sie die linke Hand nach oben, und neigen Sie den Oberkörper nach vorn rechts.

5 Dann beginnen Sie den Bewegungsablauf erneut mit dem linken Bein, drehen dieses Mal jedoch beim Vorwärtsschieben den Fuß deutlich nach innen. Führen Sie die Bewegung noch einmal mit dem rechten Bein durch, und drehen Sie dabei wieder den Fuß einwärts.

Wiederholung: Je 8-mal Fuß gerade/einwärtsgedreht im Wechsel

Visualisieren: Meine Lebensenergie fließt dreidimensional in meinem Körper und um mich herum.

Wichtig: Vermeiden Sie diese Übung bei akuten Problemen in der Hals- und der Lendenwirbelsäule. Bei Arthrose im Sprunggelenk mit Bewegungseinschränkung sollten Sie sie nur sehr vorsichtig ausführen.

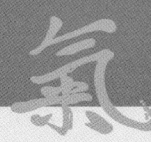

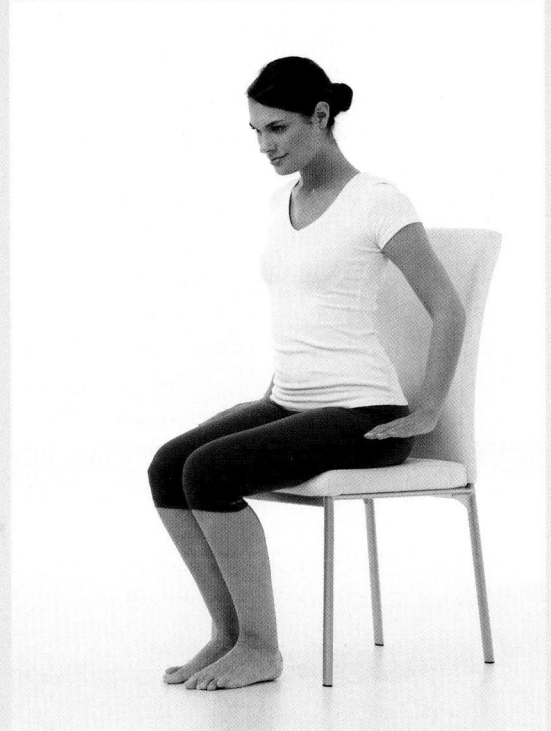

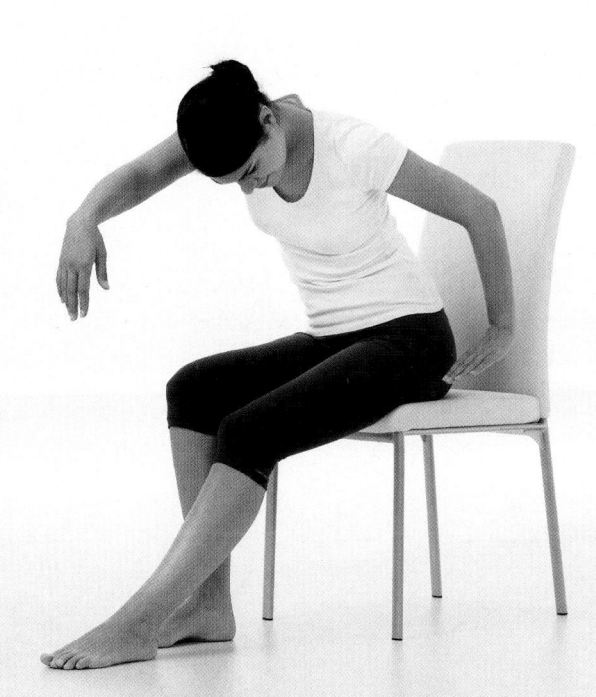

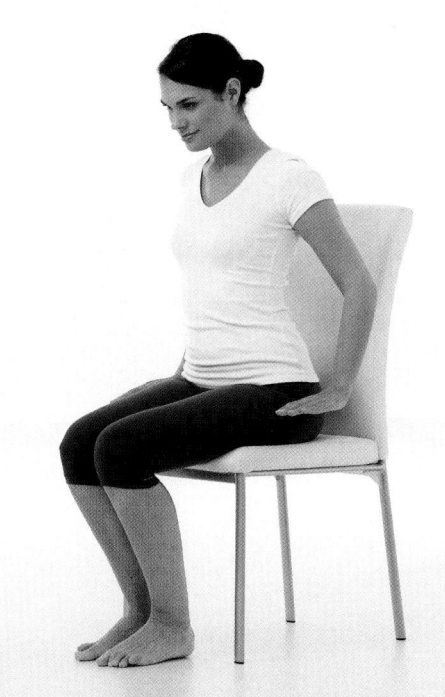

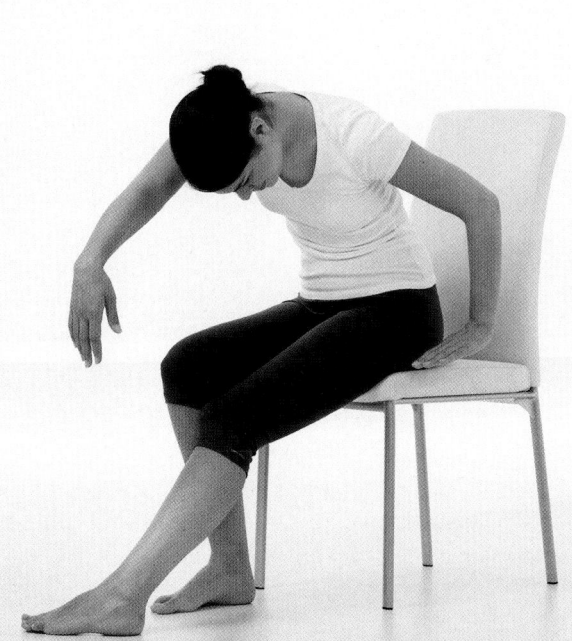

Sitzen Stufe III (2. Teil)

Mit Rumpfneigung, sanfter Rumpfrotation und Fußheben

Diese Übung fördert das Koordinationsvermögen, strafft die Körpersilhouette und reguliert die gesamte Yin-Yang-Energie im Körper.

Diese Übung

lindert:	*Kopfschmerzen*
hilft:	*bei Augendruck durch Über-lastung (Bildschirmarbeit)*
lockert:	*Verspannungen der Rumpf- und der wirbelsäulennahen Muskulatur*
hilft:	*bei Wirbelsäulenproblemen*
verbessert:	*die Funktion des Verdauungs-systems*
dämpft:	*Heißhunger*
stärkt:	*die Bauch- und Oberschenkel-muskulatur*
löst auf:	*Zorngefühle*
mildert:	*stressbedingte Tagesmüdigkeit*

1 Sie sitzen aufrecht, beide Füße stehen nebeneinander auf dem Boden. Die Arme hängen entspannt nach unten, Unterarme und Hände im rechten Winkel, die Handflächen zeigen nach unten.

2 Mit der AUSatmung schieben Sie den linken Fuß nach vorn. Gleichzeitig neigen Sie den Oberkörper nach vorn links in Richtung Fußspitze, die rechte Hand ist nun im Gelenk nach unten gebeugt und geht in sanftem Bogen nach vorn. Die linke Hand bleibt seitlich neben der Hüfte. Wenn Sie den Punkt erreicht haben, an dem die Fußsohle gerade noch den Boden berührt, heben Sie den linken Fuß an. Senken Sie das Kinn zur Brust.

3 Senken Sie mit der EINatmung den linken Fuß wieder ab, ziehen Sie Fuß und Arm mit einer fließenden Bewegung in die Ausgangsstellung zurück, und richten Sie den Rumpf auf.

4 Wiederholen Sie die Übung auf der anderen Seite – d. h., schieben Sie den rechten Fuß nach vorn, und heben Sie ihn an, führen Sie die linke Hand nach oben, und neigen Sie den Oberkörper in einer fließenden Bewegung nach vorn rechts.

5 Dann beginnen Sie den Bewegungsablauf erneut mit dem linken Bein, drehen dieses Mal jedoch beim Vorwärtsschieben und Fußanheben den Fuß deutlich nach innen. Die Bewegung noch einmal mit dem rechten Bein durchführen und wieder den Fuß einwärtsdrehen.

Wiederholung: Je 8-mal Fuß gerade/einwärts-gedreht im Wechsel

Visualisieren: Meine Lebensenergie fließt dreidimensional in meinem Körper und um mich herum.

Wichtig: Vermeiden Sie diese Übung bei akuten Problemen in der Hals- und der Lendenwirbelsäule, und üben Sie nur sehr vorsichtig bei Arthrose im Sprunggelenk, Meniskusschäden oder anderen schmerzhaften Knieproblemen mit Bewegungseinschränkung.

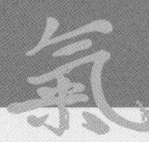

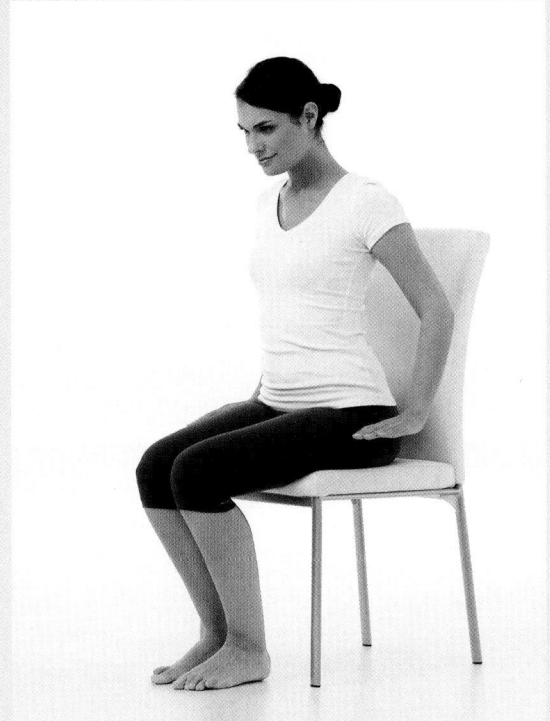

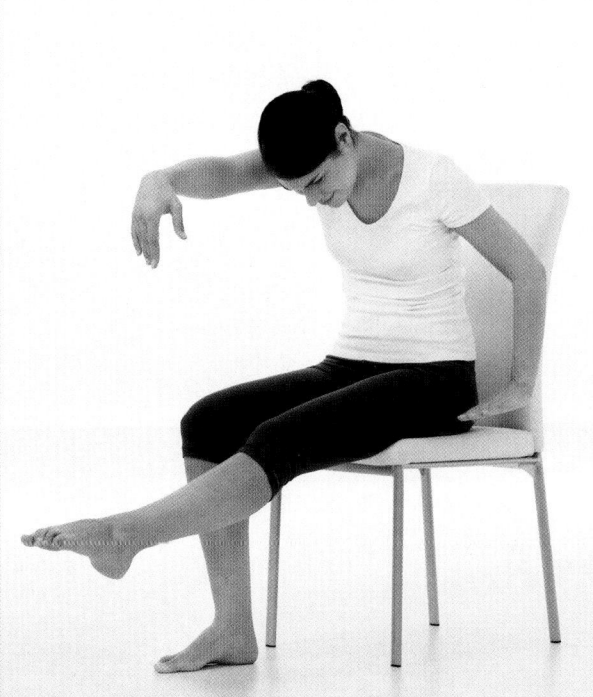

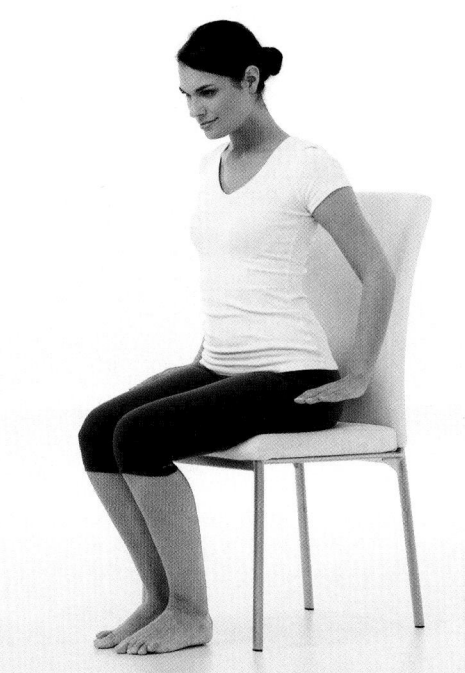

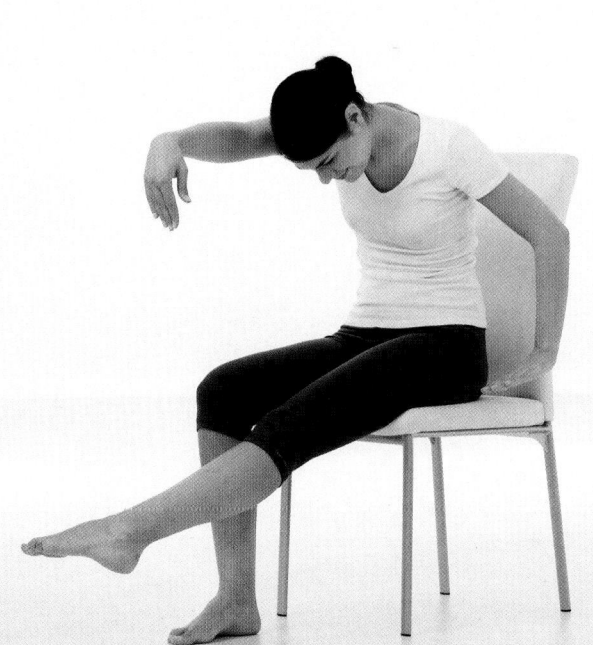

Übersicht *Qi Gong im Sitzen*

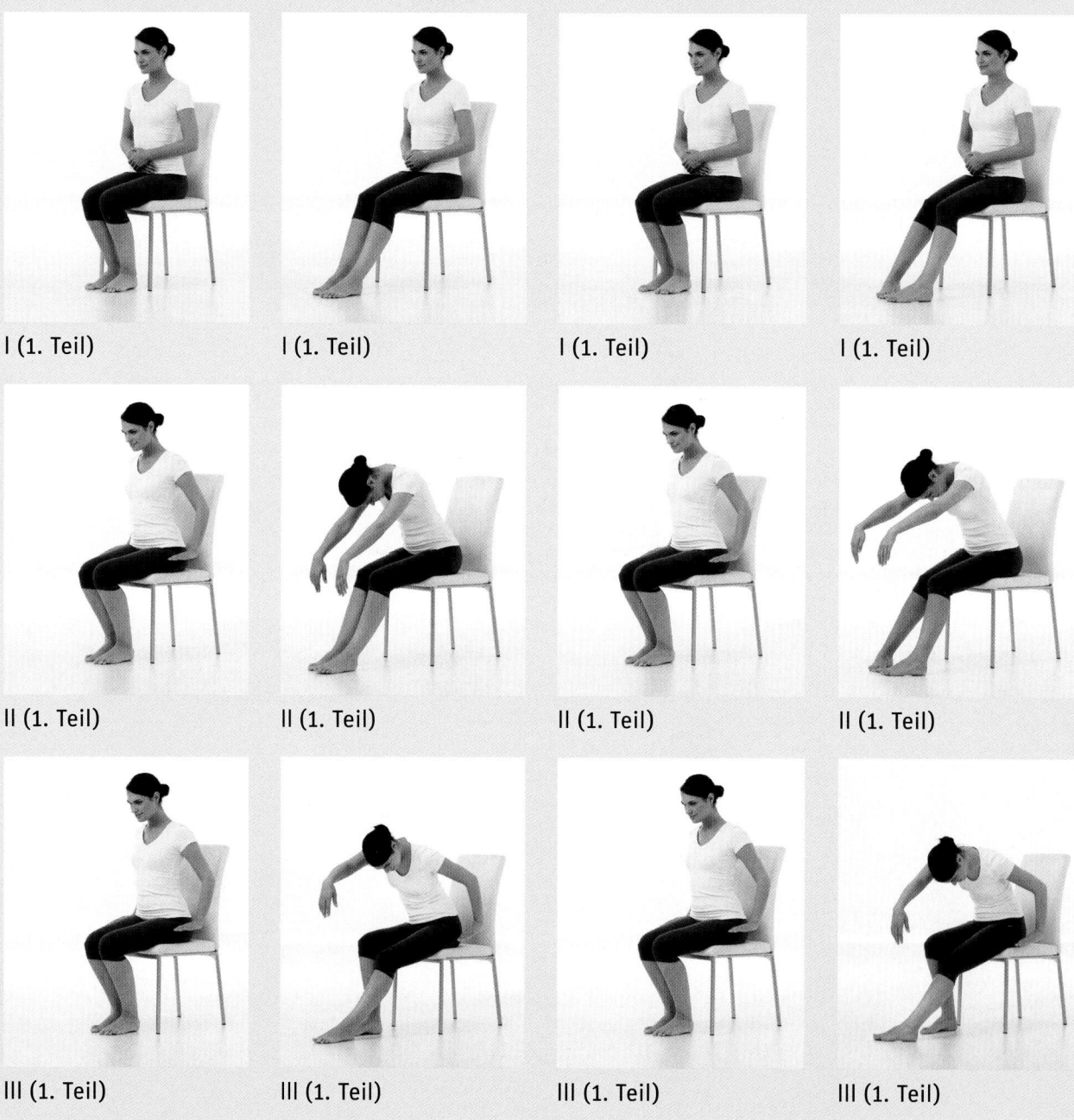

I (1. Teil) | I (1. Teil) | I (1. Teil) | I (1. Teil)

II (1. Teil) | II (1. Teil) | II (1. Teil) | II (1. Teil)

III (1. Teil) | III (1. Teil) | III (1. Teil) | III (1. Teil)

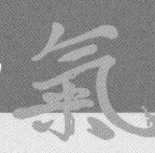

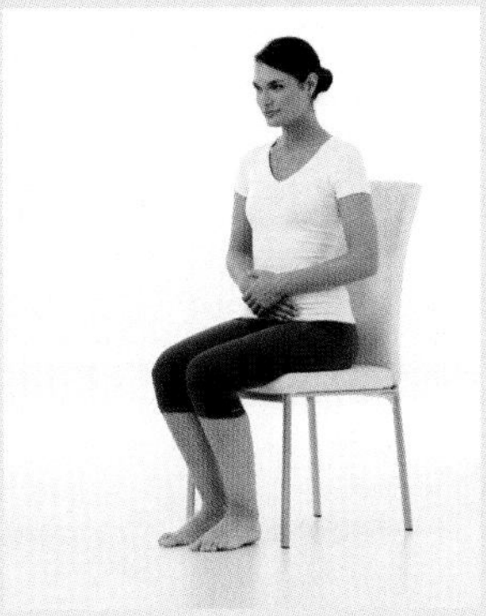

I (2. Teil) 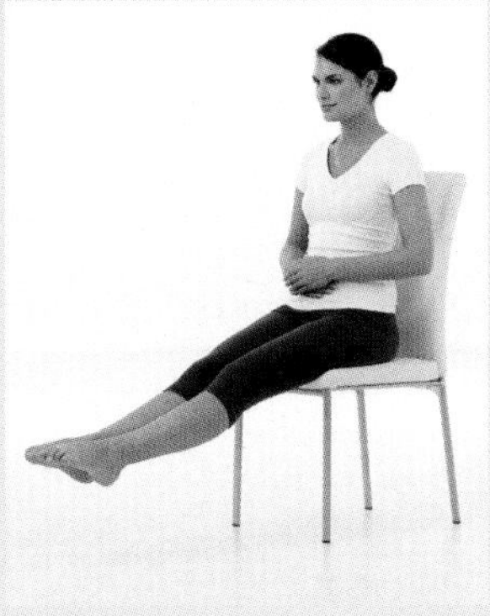   I (2. Teil) 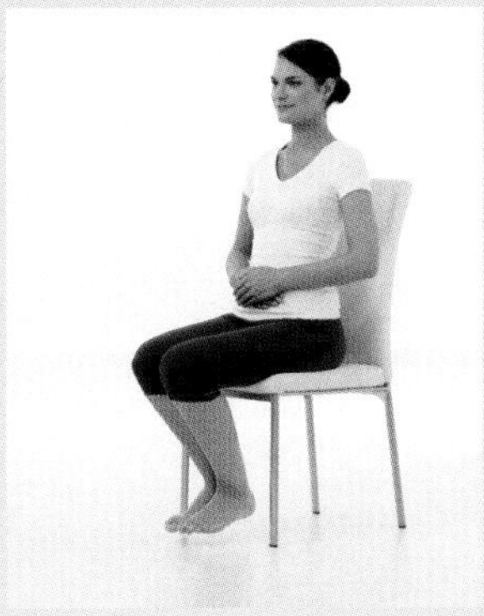   I (2. Teil) 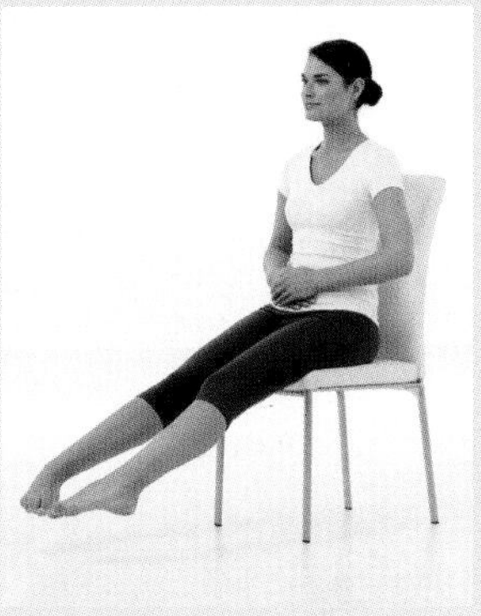   I (2. Teil)

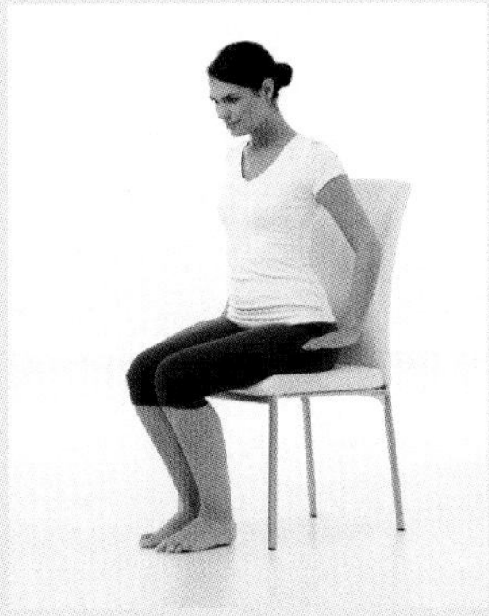

II (2. Teil) 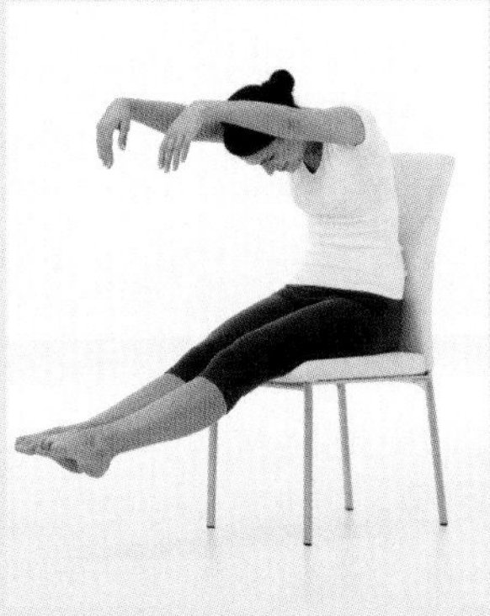   II (2. Teil) 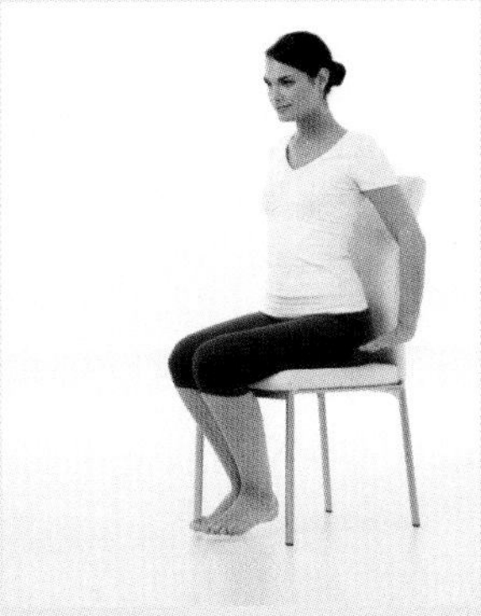   II (2. Teil) 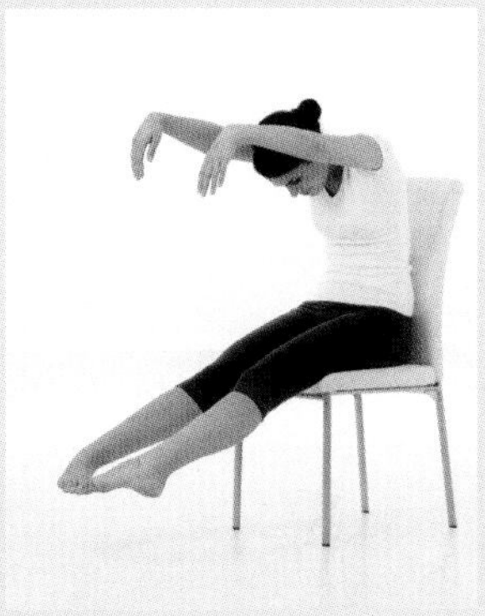   II (2. Teil)

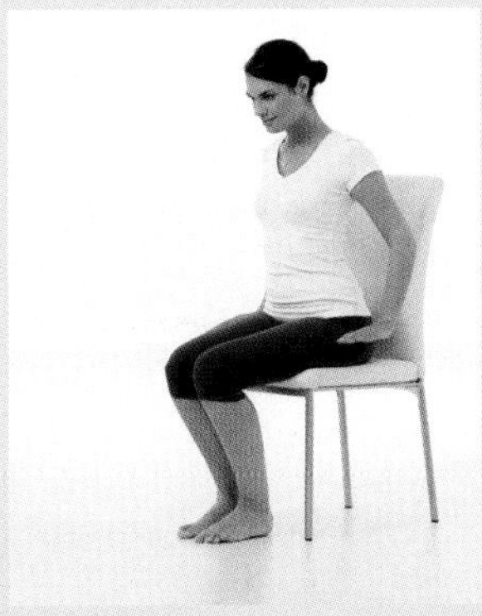

III (2. Teil) 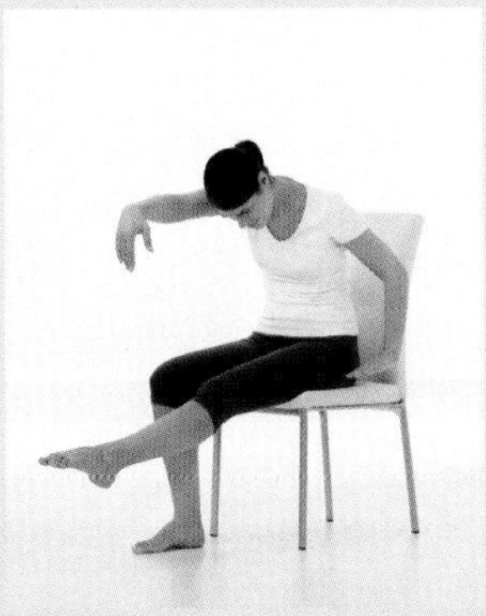   III (2. Teil) 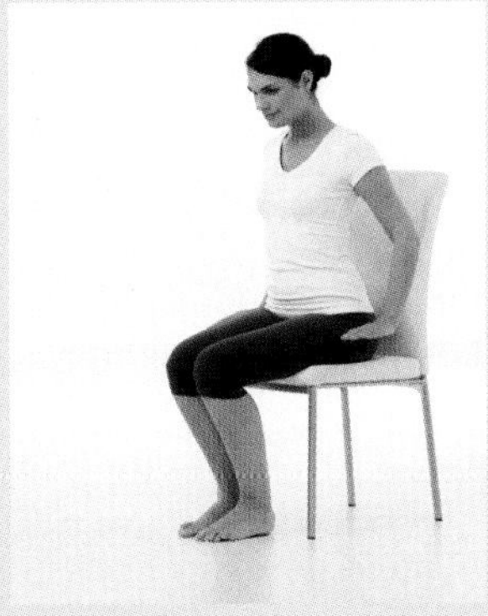   III (2. Teil) 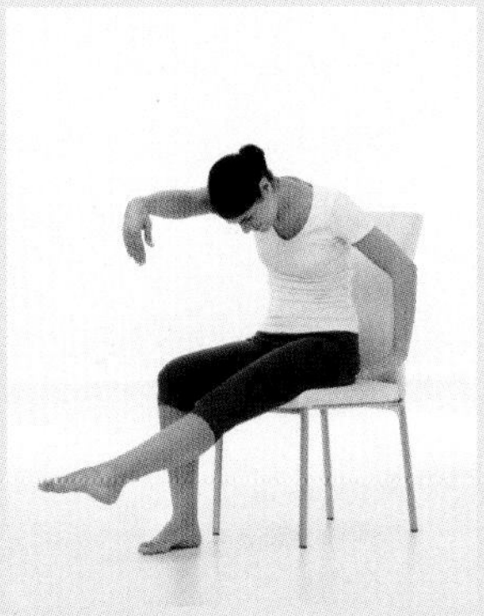   III (2. Teil)

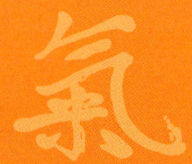

Liegen: Die 3. Würde des Menschen

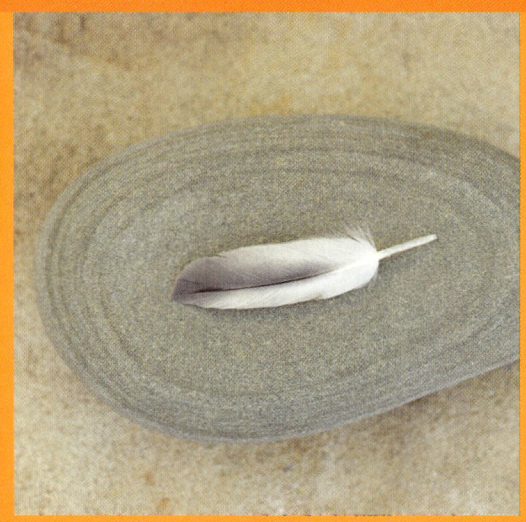

Hinlegen, lockerlassen, durchatmen – dies ist der erste Schritt zu innerer Balance. Ruhen Sie sich aus, spüren Sie den Boden unter sich, und lassen Sie sich durch die Übung tragen. Sie werden wach und im Moment bleiben und dabei gleichzeitig in die Entspannung eintauchen.

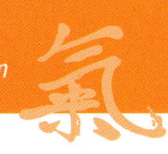

Die meisten Menschen verbinden Qi Gong lediglich mit Bewegungsabfolgen im Stehen. Qi Gong kann jedoch praktisch in jeder Position durchgeführt werden – zum Beispiel im Liegen, der 3. Würde des Menschen. Diese Übungen sind besonders, aber nicht nur, bei schwerwiegenden Bewegungseinschränkungen eine wunderbare Möglichkeit zum Einstieg in die körperliche und mentale Entspannung und das Wahrnehmen der Energieströme, die durch die Übungen reguliert werden. Auch ältere Personen, Kranke und Menschen in der Rekonvaleszenz können so ganz einfach von der Arbeit mit der Lebensenergie Qi profitieren.

Ganz entspannt oder voll Energie

Auch wenn die sanften Bewegungen im Liegen kaum zu sehen sind und wenig spektakulär wirken, sind sie doch – zusammen mit einer tiefen, ruhigen Bauchatmung sowie Konzentration und Sammlung – hocheffektiv. Qi Gong im Liegen eignet sich hervorragend als Auftakt für weitere Übungen, weil es das Körperbewusstsein verstärkt, Körper und Geist zur Ruhe kommen lässt und gleichzeitig die mentale Klarheit und die Vitalität erhöht. So kann es sein, dass Sie, je nach der Tageszeit, zu der Sie üben, frisch und munter bzw. angenehm müde werden – und das mit ein und derselben Übung! Darüber hinaus werden vor allem Schultern und Nacken entlastet, und hartnäckige Muskelverspannungen in diesem Bereich können sich lösen. Machen Sie sich dabei bewusst, dass alle körperlichen Fehlhaltungen und Verspannungen ihren Gegenpol auf emotionaler, geistiger und seelischer Ebene haben. So können hochgezogene Schultern z. B. durch Angstgefühle ausgelöst werden oder ein steifer Hals durch anhaltende »Halsstarrigkeit«.

Die Arbeit mit dem Qi im Liegen ist ein idealer Weg, um durch eine veränderte Position auch den Blickwinkel im Leben zu verändern und solche Zusammenhänge zu erkennen.

Bevor Sie beginnen

Am leichtesten lassen sich die Übungen natürlich in den Tagesablauf einbauen, wenn Sie bereits liegen, also morgens vor dem Aufstehen oder abends beim Zubettgehen. Aber auch zwischendrin sollten Sie jede sich bietende Gelegenheit nutzen – Ihre Gesundheit wird es Ihnen danken!
Egal ob Sie sich für Bett, Sofa oder Fußboden entscheiden – wichtig ist, dass der Untergrund warm genug und nicht zu weich ist. Achten Sie ebenfalls darauf, dass Sie nicht in der Zugluft liegen. Falls Sie unter einem Hohlkreuz leiden, halten Sie bitte ein kleines Kissen oder ein zusammengerolltes Handtuch bereit, dass Sie bei zwei Übungen unter ein Knie legen.

Weisheit

Aus Ruhe folgt Bewegung,
aus Bewegung wiederum folgt Ruhe.
Chinesische Weisheit

Wie bei Qi Gong beim Gehen und im Sitzen gilt: Sie können die Stufen I bis III isoliert üben, da sie jedoch aufeinander aufbauen, sollten Sie sie, wann immer möglich, hintereinander durchführen. Für alle Übungen brauchen Sie ca. 10 Minuten.

Track 15 # Liegen Stufe I

Körperseite absenken

Bei dieser Übung wird Energie ganz bewusst über das tiefe Einatmen in den Bauch aufgenommen – und dann über die Fußsohle und den Fußrücken aus dem Körper hinausgeleitet.

Diese Übung

verbessert:	*den Tonus der Wirbelsäulen-muskulatur*
dämpft:	*Heißhunger*
reduziert:	*häufiges nächtliches Wasser-lassen, speziell bei Männern mit Prostatavergrößerung*
erhöht:	*die Schlafqualität*
hilft:	*bei Wut, Zorn, Stress, innerer Unruhe und Nervosität*

---

1 Legen Sie sich flach auf den Boden (alternativ auch auf Ihr Sofa oder Bett), beide Fersen liegen am Boden, die Zehen zeigen locker nach oben. Lassen Sie die Hände entweder entspannt auf dem Energiezentrum liegen (bei Frauen ist die rechte Hand unten, bei Männern die linke Hand) oder zu beiden Seiten auf der Leistengegend.

2 Konzentrieren Sie sich auf die gleichmäßige Bauchatmung, und ziehen Sie mit der AUSatmung auf der rechten Seite zuerst das Becken, dann die Ferse (automatisch geht die Fußspitze nach oben) und zuletzt die Fußspitze nach unten, so, als ob Sie jemand vorsichtig in die Länge ziehen würde.

Verlängern Sie in Gedanken den Energiefluss noch 3 – 5 Meter über die Fußspitze hinaus.

3 Wenn Sie die maximale Streckung erreicht haben, lassen Sie die gestreckte Seite mit der EINatmung langsam und gleichmäßig in ihre Ausgangsposition zurückgleiten und wiederholen die Übung auf der anderen Seite.

4 Führen Sie die Übung erneut auf der rechten Seite durch, dieses Mal ziehen Sie jedoch mit der AUSatmung die GESAMTE rechte Körperseite von der Schulter bis zur Fußspitze langsam nach unten. Wiederholen Sie auch auf der linken Seite.

Wiederholung: Im Wechsel pro Seite je 6-mal Becken-Bein absenken bzw. Schulter-Becken-Bein absenken

Visualisieren: Ich spüre, wie sich das Qi ausdehnt und um mich herum ein strahlendes Energiefeld errichtet.

Wichtig: Die Ferse hält während der gesamten Übung Bodenkontakt. Wenn Sie ein Hohlkreuz haben, winkeln Sie einfach ein Knie an, das entspannt den Rücken.
Verzichten Sie bitte auf diese Übung bei chronischen Rückenschmerzen, nach einer Bandscheibenoperation oder bei ausgeprägter Osteoporose. Absolut tabu ist sie auch nach einer operativen Wirbelsäulenversteifung oder bei einem akuten Bandscheibenvorfall.

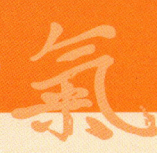

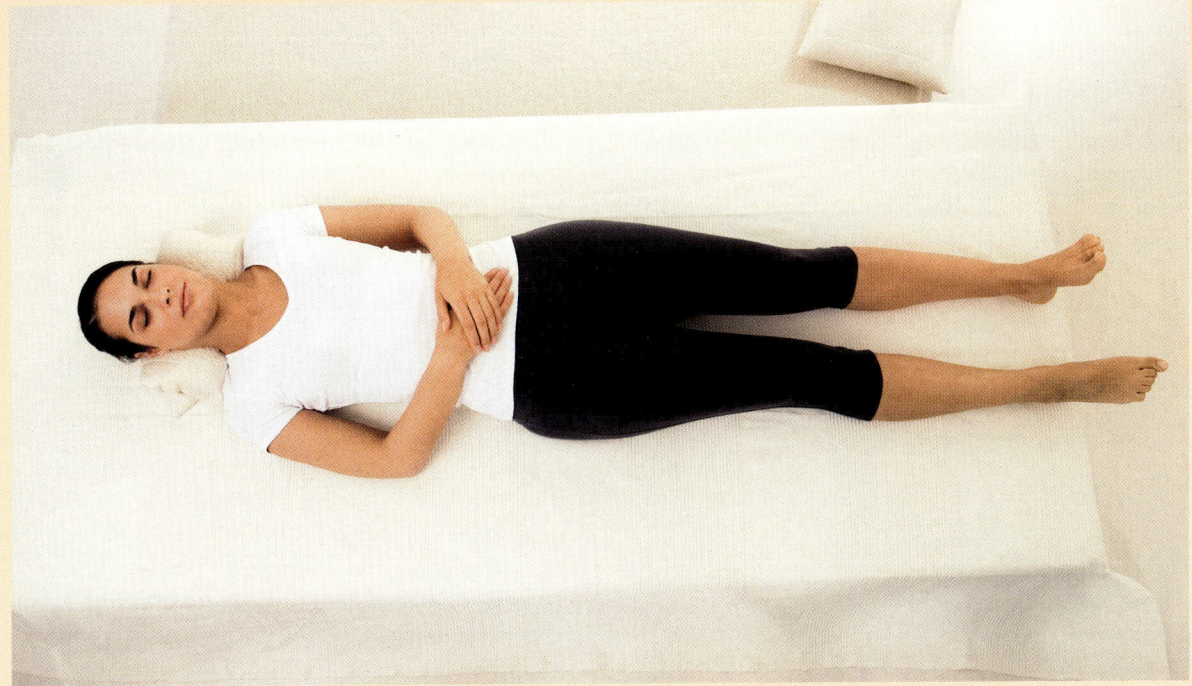

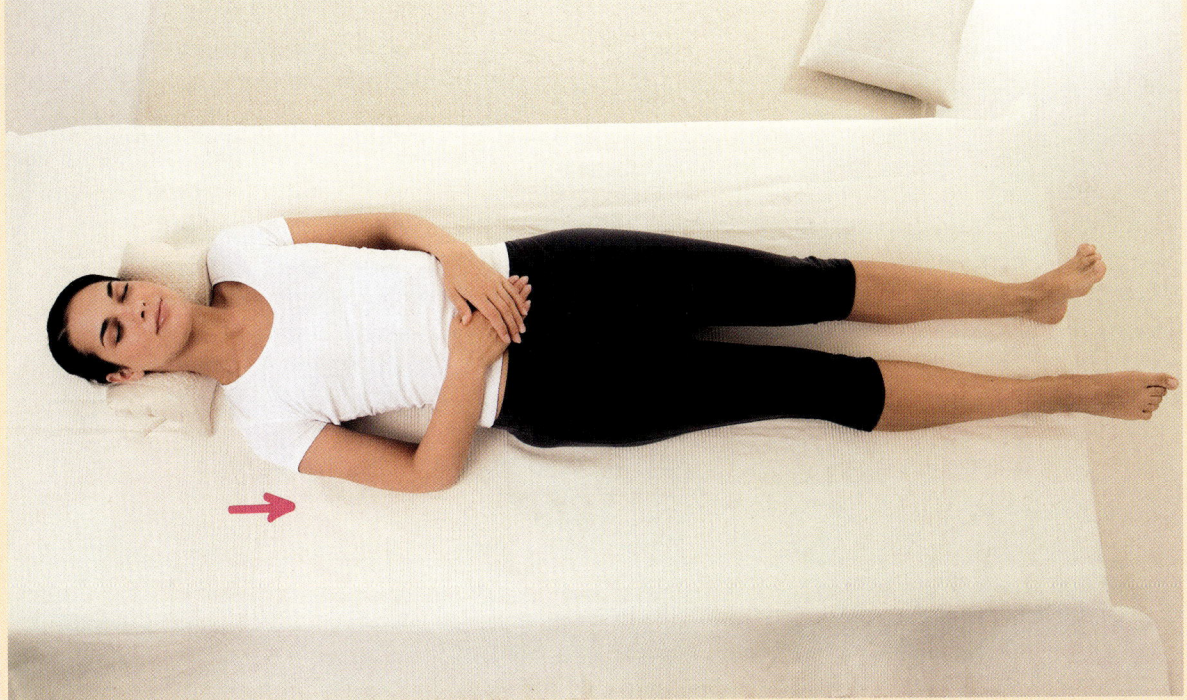

Track 16 *Liegen Stufe II*

Becken- und Fußstreckung mit Schulterrotation

Die fließenden Bewegungen setzen das Qi überall im Körper in Bewegung und fördern seine freie Zirkulation. Diese Übung verbindet und koordiniert außerdem die 3-Yin- und 3-Yang-Energiebänder von Händen und Füßen.

Diese Übung

verbessert:	*den Tonus der Wirbelsäulenmuskulatur*
dämpft:	*Heißhunger*
reduziert:	*häufiges nächtliches Wasserlassen, speziell bei Männern mit Prostatavergrößerung*
erhöht:	*die Schlafqualität*
hilft:	*bei Wut, Zorn, Stress, innerer Unruhe und Nervosität*
reguliert:	*die Gesamtenergie des Körpers (durch die Koordination der Bewegungen)*

1 Legen Sie sich entspannt auf den Rücken, winkeln Sie das rechte Knie an, und atmen Sie entspannt in den Bauchraum EIN und AUS. Die Hände ruhen auf der Leistengegend.

2 Bewegen Sie die linke Schulter wie in Zeitlupe im Kreis nach vorn, oben, hinten, unten. Gleichzeitig rotiert die rechte Schulter mit nach hinten, unten, vorn und oben – denken Sie wieder an die Bewegung von Fahrradpedalen, wenn Sie nach hinten fahren. Senken Sie parallel zur Schulterbewegung auf der linken Körperseite zuerst das Becken, dann die Ferse (automatisch geht die Fußspitze nach oben) und zuletzt die Fußspitze leicht nach unten, so, als ob Sie jemand vorsichtig in die Länge ziehen würde. Kurz halten und wieder zurückkommen.

3 Führen Sie die Übung auf der anderen Seite durch, d. h., winkeln Sie das linke Bein an, und ziehen Sie die rechte Körperseite nach unten. Die Schultern rotieren langsam weiter. Atmen Sie kontinuierlich ruhig in den Bauch.

Wiederholung: Je 6- bis 8-mal auf der linken bzw. rechten Seite im Wechsel

Visualisieren: Ich lasse mein Qi in energetischen Spiralen durch den Körper kreisen.

Wichtig: Wenn Sie ein Hohlkreuz haben, winkeln Sie beide Beine gleichzeitig an und legen ein kleines Kissen oder ein zusammengerolltes Handtuch unter die Knie.
Verzichten Sie bei chronischen Rückenleiden, nach Bandscheibenoperationen und bei Osteoporose bitte auf diese Übung. Absolut verboten ist sie auch bei einer Wirbelsäulenversteifung oder einem akuten Bandscheibenvorfall.

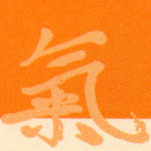

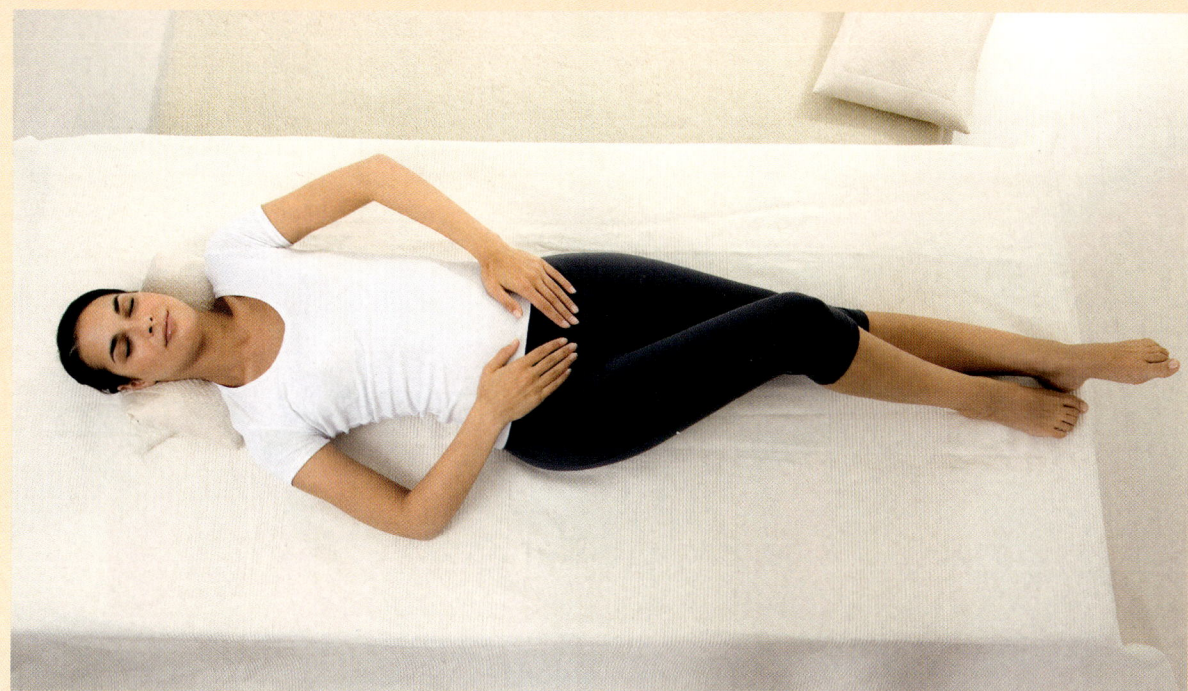

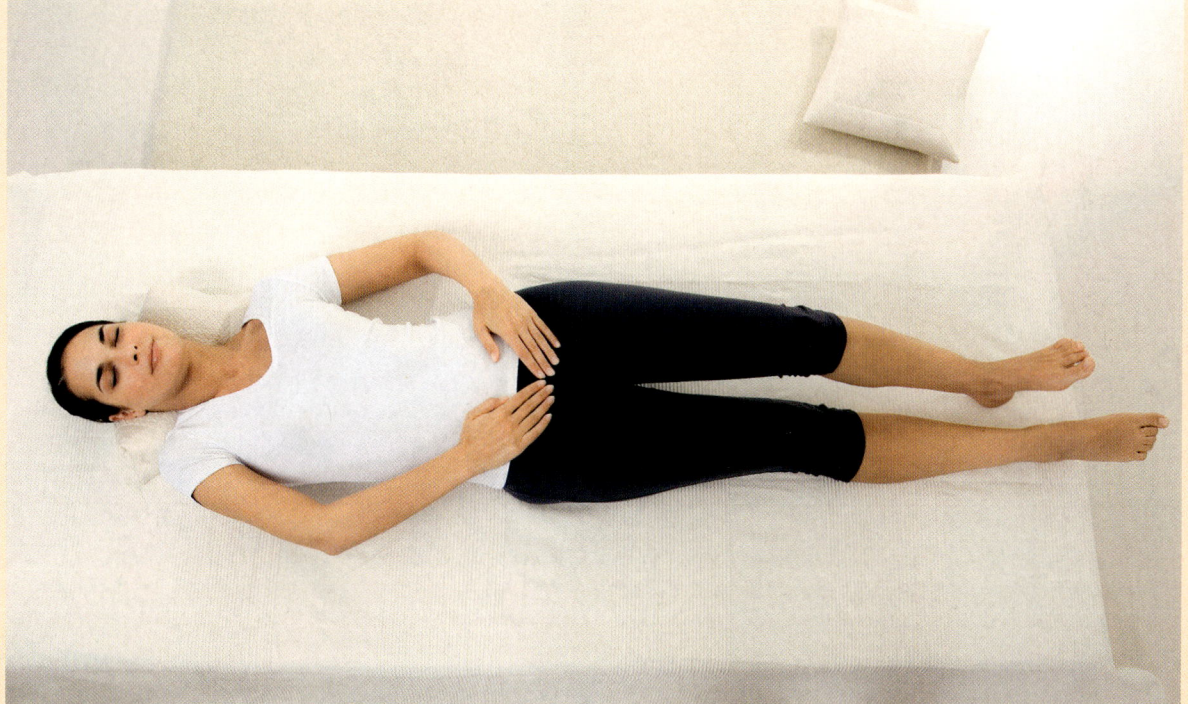

Track 17 # *Liegen Stufe III*

Auf dem Bauch

Mit dieser Übung kann die Energie des Himmels direkt auf die Rückseite des Energiezentrums einwirken. Sie verbindet und koordiniert außerdem die 3-Yin- und 3-Yang-Energiebänder von Händen und Füßen.

Diese Übung

verbessert:	*den Tonus der Wirbelsäulenmuskulatur*
dämpft:	*Heißhunger*
reduziert:	*häufiges nächtliches Wasserlassen, speziell bei Männern mit Prostatavergrößerung*
erhöht:	*die Schlafqualität*
hilft:	*bei Wut, Zorn, Stress, innerer Unruhe und Nervosität*

1 Legen Sie sich auf den Bauch, und lassen Sie die Füße an der Bett- oder Sofakante unten heraushängen. Der Kopf liegt bequem auf Ihrer bevorzugten Seite. Schieben Sie beide Hände mit den Handrücken nach unten in die Leistengegend.

2 Konzentrieren Sie sich auf die ruhige, gleichmäßige Atmung in den Bauchraum hinein. Mit der AUSatmung ziehen Sie nahezu unmerklich auf der rechten Seite zuerst das Becken, dann die Ferse und zum Schluss die Fußspitze nach unten. Verlängern Sie den Energiestrom gedanklich noch etwa 3 – 5 Meter über die Füße hinaus.

3 Wenn Sie die maximale Dehnung erreicht haben, lassen Sie die gestreckte Seite mit der EINatmung langsam und gleichmäßig in ihre Ausgangsposition zurückgleiten und wiederholen die Übung auf der anderen Seite.

4 Führen Sie die Übung erneut auf der rechten Seite durch, dieses Mal ziehen Sie jedoch mit der AUSatmung die GESAMTE rechte Körperseite von der Schulter bis zur Fußspitze langsam nach unten. Mit der EINatmung kommen Sie wieder zurück und strecken mit der nächsten AUSatmung die gesamte linke Körperseite nach unten. Atmen Sie EIN, und lassen Sie locker.

Wiederholung: Im Wechsel pro Seite je 6-mal Becken-Bein-absenken bzw. Schulter-Becken-Bein absenken, dabei den Kopf nach 2 – 3 Bewegungszyklen auf die andere Seite legen

Visualisieren: Ich liege entspannt und nehme ein universelles Energiebad.

Wichtig: Wenn Sie ein Hohlkreuz haben, legen Sie ein kleines Kissen unter den Bauch.
Verzichten Sie bitte auf das Bauchliegen bei Problemen im Verdauungstrakt und Atemschwierigkeiten sowie bei stärkerem Übergewicht und Herzproblemen. Auch nach Wirbelsäulenoperationen sollten Sie die Übung nicht durchführen.

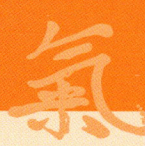

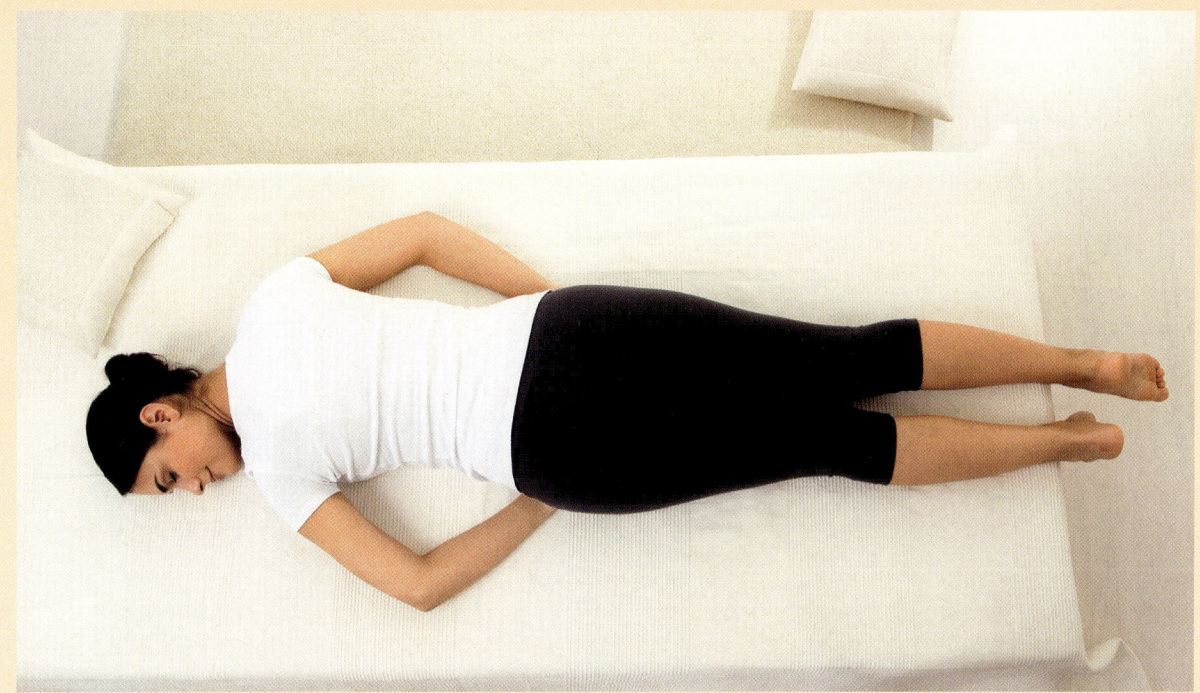

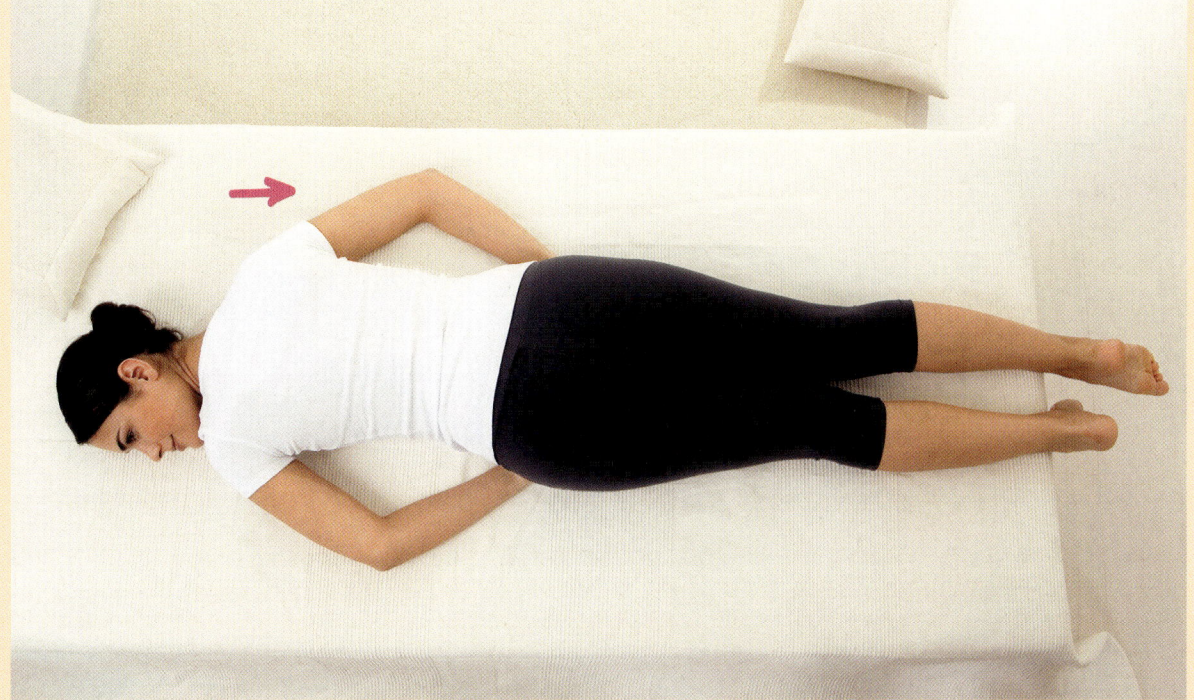

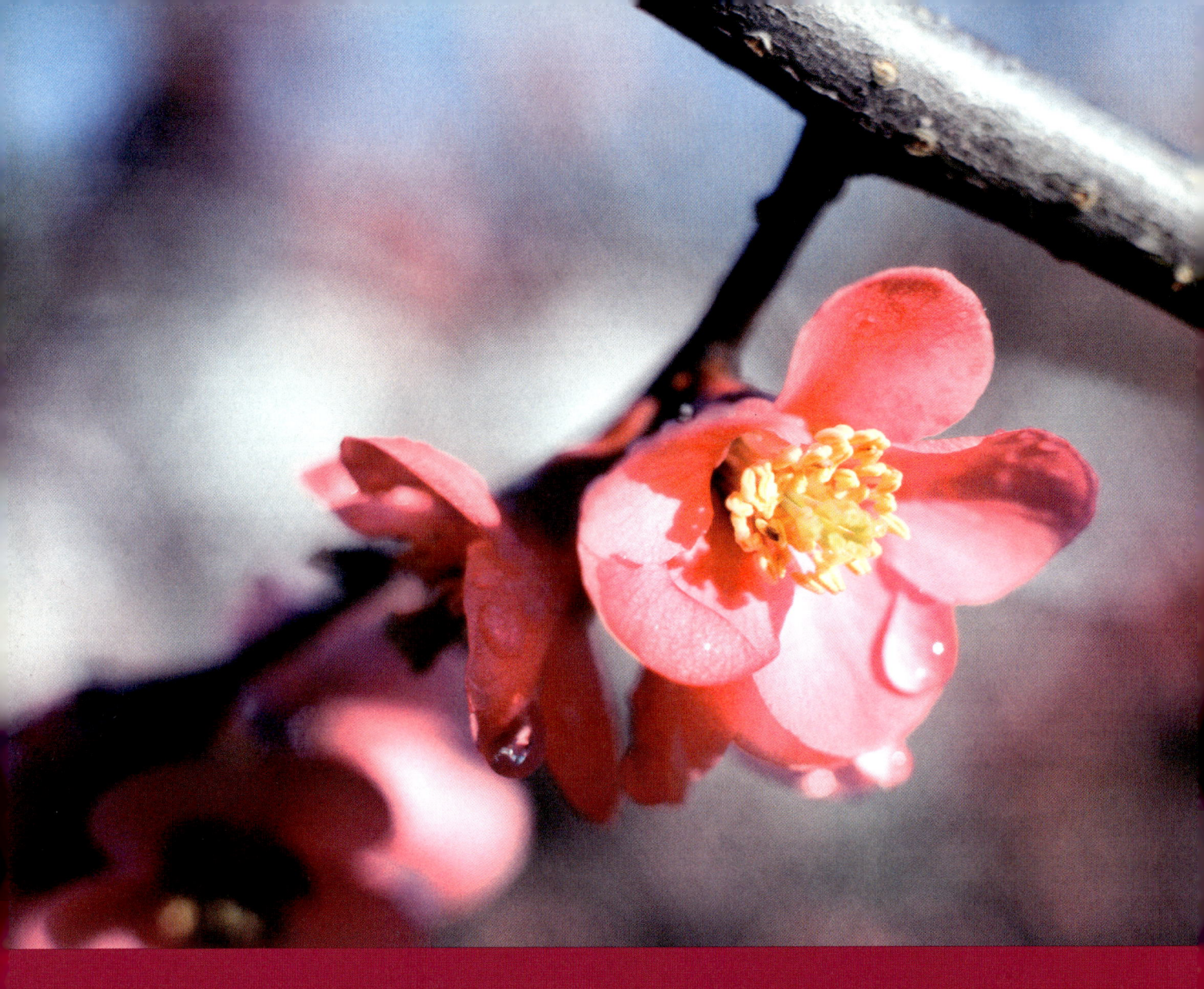

Qi Gong im Stehen

In Ruhe sei wie ein Mammutbaum. In Bewegung sei wie die Wolken und das Wasser. Wenn das Qi frei und üppig kreist, dann werden im Schnee die Blumen blühen.

(Qi-Gong-Weisheit)

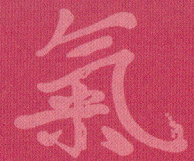

Dadi-Qi-Gong und Tai-Ji-Qi-Gong

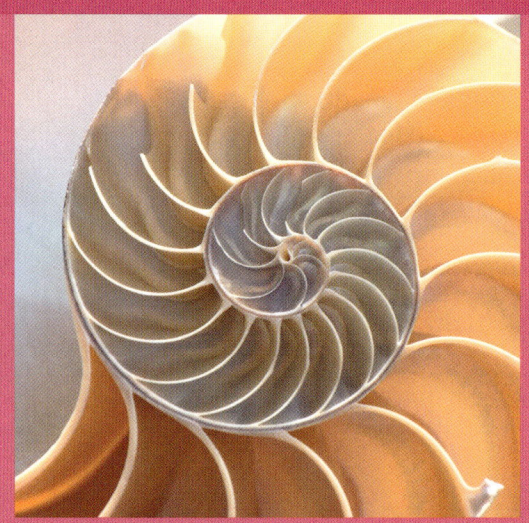

*Die folgenden, komplexeren Übungen sind der 4. Würde des Menschen –
dem Stehen – gewidmet. Aus den langsamen, fließenden Bewegungsabfolgen,
bewusster Atmung und fast meditativer Konzentration entsteht die Ruhe,
die zur tiefen Entspannung führt, zu Gesundheit und Harmonie
im Inneren wie im Äußeren.*

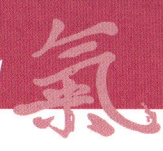

Zwei wichtige Aspekte von Qi Gong sind Ausgeglichenheit und Harmonie. Beide lassen sich jedoch nicht erzwingen, sondern entstehen und wirken mit Hilfe der Übungen ganz natürlich aus dem Inneren heraus. Nehmen Sie als Beispiel die Grundstellung »Verwurzelt wie ein Baum«. Hier sind die Knie entspannt und leicht gebeugt – also im krassen Gegensatz zu der geraden und steifen, fast soldatischen »Hab-Acht-Stellung«, zu der wir in unserem täglichen Leben neigen. Diese Beugung soll jedoch ganz natürlich entstehen und nicht forciert werden. Das »Geschehen-Lassen« ist für alle Übungen in diesem Kapitel von zentraler Bedeutung.

Immer mit der Ruhe

Im Folgenden werden Ihnen sowohl Dadi-Qi-Gong-Übungen als auch eine Bewegungssequenz aus dem Tai-Ji-Qi-Gong vorgestellt. Die Dadi-Qi-Gong-Übungen bauen aufeinander auf und sollten möglichst in der vorgestellten Reihenfolge durchgeführt werden. Es kann sein, dass die Bewegungsabläufe für Sie anfangs ungewohnt sind und Sie Schwierigkeiten haben, Bewegung und Atmung miteinander zu koordinieren sowie Ihre Gedanken zur Ruhe kommen zu lassen und sich zu sammeln. Setzen Sie sich in einem solchen Fall auf keinen Fall unter Druck, und bleiben Sie gelassen, wenn es nicht gleich klappt – Sie selbst stehen im Mittelpunkt dieser Übungen, geben Sie sich also so lange Zeit, wie Sie brauchen. Beginnen Sie am besten mit der Grundstellung (S. 92), und üben Sie bis zum »Fühlen des Qi« (S. 96 f.). Erst wenn Ihnen diese Übungen in Fleisch und Blut übergegangen sind, lernen Sie die restlichen Übungen.

Lassen Sie auch während Ihrer Qi-Gong-Einheit Bewegungs- und Erholungsphasen abwechseln.

Das geht am einfachsten, wenn Sie zwischen zwei Übungen kurz in die Grundstellung zurückkehren, um sich zu sammeln und die Wirkung der gerade beendeten Übung zu erspüren.

Von der Kampfkunst beeinflusst

Die Übungsabfolge »Der Falke« (S. 110 – 116) ist dem Tai-Ji-Qi-Gong zuzuordnen, einer Form des Qi Gong, die vom Tai Ji (manchmal auch »Tai Qi«, »Taijiquan« oder »T'ai Chi Ch'uan« geschrieben), der traditionellen chinesischen inneren Kampfkunst inspiriert ist. Im deutschsprachigen Raum ist Tai Ji auch bekannt als »Schattenboxen«. Es ist daher nicht verwunderlich, dass diese Übungssequenz deutlich nach außen, auf Abwehr ausgerichtet ist. Entsprechend sind auch die Visualisierungen, mit denen Sie diese Übung begleiten sollen, sehr selbstbewusst und kämpferisch.

Weisheit

Ohne Schleifen erhält ein Schwert keine scharfe Schneide, ohne Training erhält ein edles Ross keine schnellen Beine.

Chinesisches Sprichwort

Selbst wenn es Ihnen manchmal schwerfällt, sich die Zeit zu nehmen: Üben Sie am besten täglich, mindestens aber 3-mal pro Woche, denn nur wenn Sie Qi Gong regelmäßig praktizieren, können die Übungen ihre volle Wirkung entfalten. Für sämtliche Übungen in diesem Kapitel brauchen Sie ca. 30 – 40 Minuten.

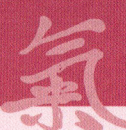

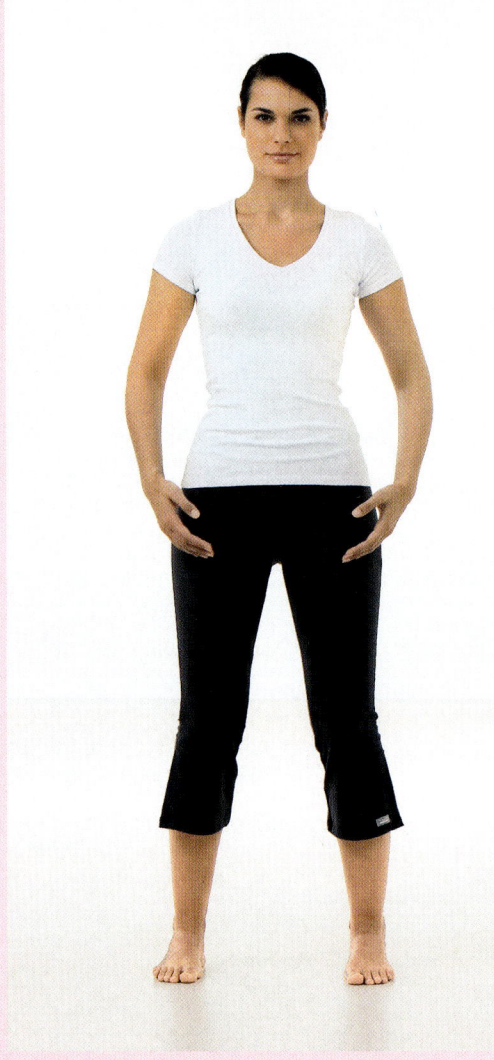

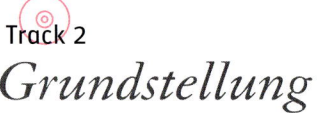

Track 2

Grundstellung

Verwurzelt wie ein Baum

Diese Haltung stellt nicht nur die körperliche und geistige Vorbereitung auf die folgenden Übungen dar, sie kann auch bei Zeitmangel als tägliche »Qi-Gong-Mindestdosis« durchgeführt werden.

❶ Stehen Sie aufrecht, die Füße parallel und schulterbreit auseinander, Knie leicht gebeugt. Richten Sie den Oberkörper gerade auf, ohne ein Hohlkreuz zu machen. Die Bauchdecke ist sanft angespannt, das Brustbein sinkt leicht ein. Die Schultern lassen Sie entspannt hängen; Sie spreizen die Arme leicht ab und halten die Achselhöhlen etwas offen. Die Hände hängen locker.

❷ Gehen Sie jetzt in Gedanken alle Punkte noch einmal durch, und korrigieren Sie gegebenenfalls noch vorhandene Spannungen.

❸ Blicken Sie mit leicht geöffneten Augen geradeaus, ohne einen bestimmten Punkt zu fixieren. Konzentrieren Sie sich auf Ihr Energiezentrum, und versuchen Sie ein inneres Lächeln.

Wiederholung: Stehen Sie ca. 5 Minuten in der Grundstellung oder solange Sie sich wohl fühlen.

Visualisieren: Die Energie der Erde und des Himmels fließen durch mich hindurch.

Wichtig: Achten Sie auf die Atmung: Durch die Nase EIN-, durch den Mund AUSatmen und dabei den Atem bis in das Energiezentrum leiten. Die Zungenspitze liegt am Gaumen an, damit das Ren- und das Du-Energieband verbunden sind.

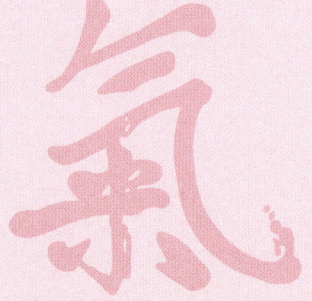

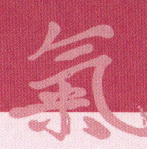

Track 3

Vorübung 1 (1. Teil)
Erwärmung des Energiezentrums

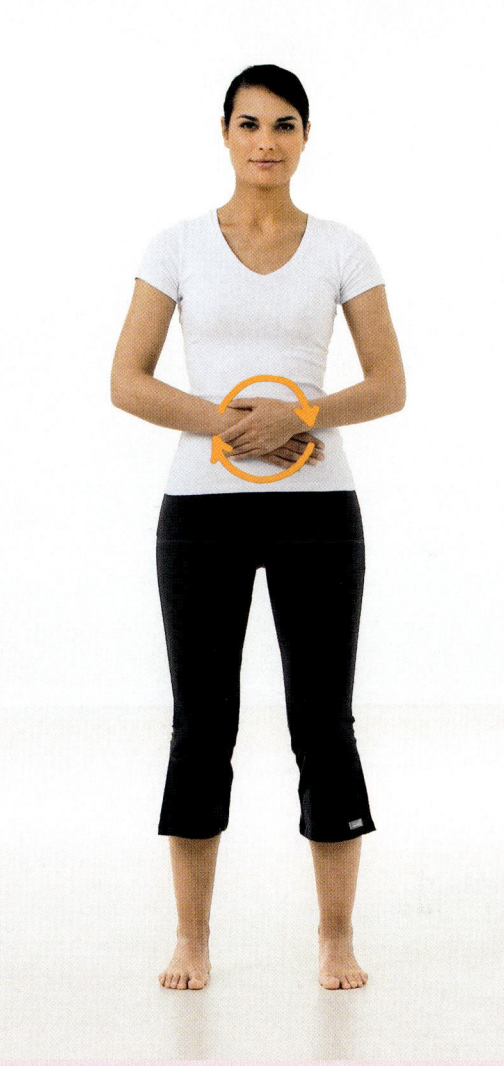

Diese Übung erwärmt das untere Dantian und bereitet es auf die folgenden Übungen vor. Durch das Streichen über das Energiezentrum wird das Qi in Bewegung gesetzt.

1 Sie stehen aufrecht, die Beine etwa schulterbreit auseinander. Beide Hände ruhen übereinander auf dem Energiezentrum – bei Frauen ist die rechte Hand unten, die linke darüber, bei Männern umgekehrt. Atmen Sie tief und ruhig in den Bauch und konzentrieren sich auf das Energiezentrum.

2 Bewegen Sie die Hände langsam im Uhrzeigersinn (von Ihnen aus gesehen) über den Bauch nach oben (1. Halbkreis), dabei EINatmen.
Dann bewegen Sie die Hände wieder nach unten (2. Halbkreis) in die Ausgangsstellung zurück, dabei AUSatmen.

3 Vergrößern Sie bei den Wiederholungen den Kreis, lassen Sie ihn aber auf den Bauchraum begrenzt, und vertiefen Sie die Atmung langsam.

Wiederholung: 8-mal einen vollständigen Kreis malen

Visualisieren: Mein Energiezentrum ist wie eine Lotusblüte, die von der Sonne bestrahlt wird.

Wichtig: Halten Sie die Schultern bewusst entspannt, und heben Sie sie, während die Hände kreisen, nicht an.

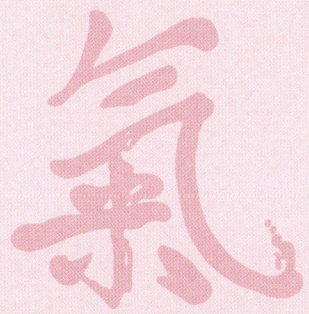

93

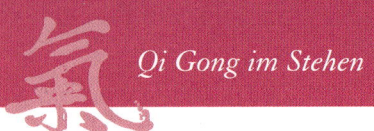
Track 4

Vorübung 1 (2. Teil)

Erwärmung des zentralen Qi

Mit dieser Vorbereitungsübung wird das Qi im mittleren und unteren Sanjiao (Dreierwärmer) vom Rücken her in Bewegung gesetzt. Konzentrieren Sie sich daher besonders auf den Bereich der unteren Wirbelsäule.

Diese Übung

weitet:	*den Brustkorb*
unterstützt:	*den Atemfluss in den Bauch-raum*
lindert:	*Rückenschmerzen*
bringt:	*Energie in den Bereich der Lendenwirbelsäule*
aktiviert:	*das Verdauungssystem*

1 Sie stehen aufrecht, die Beine etwa schulterbreit auseinander. Ihre Hände liegen übereinander auf dem Energiezentrum 2 Fingerbreit unterhalb des Nabels (Frauen haben die linke Hand unten, Männer die rechte). Lassen Sie den Atem frei in den Bauchraum strömen.

2 Nach einem Moment der Sammlung öffnen Sie die Arme vor den Körper und führen sie dann langsam nach hinten, bis sich die Fingerspitzen berühren und die Handflächen am Rücken in Beckenhöhe Körperkontakt bekommen.

3 Nun legen Sie beide Hände so auf den oberen Beckenrand, dass die Fingerspitzen zueinander und die Daumen nach unten zeigen. Schieben Sie beim EINatmen die Handflächen, so weit es Ihnen problemlos möglich ist, nach oben und beim AUS-atmen wieder nach unten in Richtung Steißbein. Üben Sie dabei einen gleichmäßigen leichten Massagedruck aus. Wiederholen Sie die streichende Bewegung einige Male.

4 Mit der EINatmung kippen Sie die Hände nun so, dass die Handflächen nach oben zeigen, und führen die Hände gleich anschließend seitlich neben den Körper.

5 Während des nächsten AUSatmens führen Sie die Hände wieder nach vorn zum Energiezentrum zurück.

Wiederholung: 8-mal

Visualisieren: Mein Energiezentrum ist wie eine Lotusblüte, die sich im Sonnenlicht öffnet.

Wichtig: Lassen Sie die Schultern während der ganzen Übung entspannt hängen.
Falls Sie unter Schulterproblemen mit Bewegungseinschränkung leiden, üben Sie bitte nur ganz vorsichtig und gehen nicht über Ihre persönliche Schmerzgrenze hinaus.

94

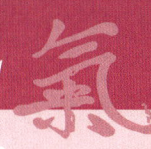

2

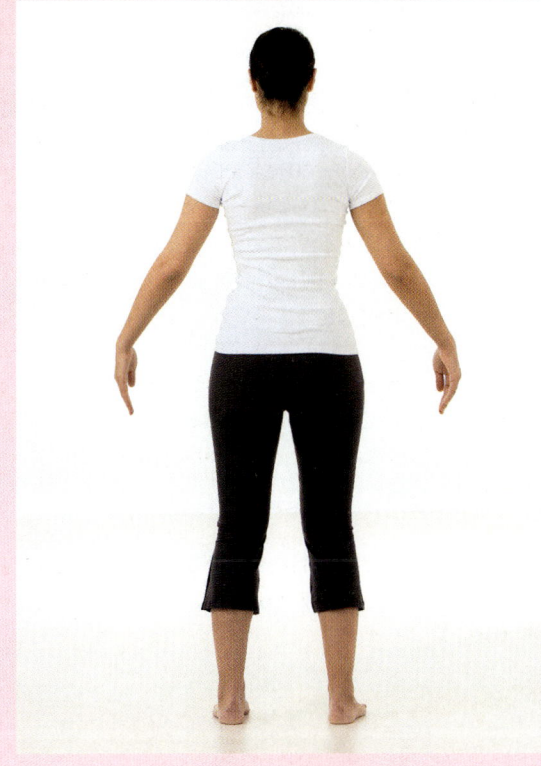

3

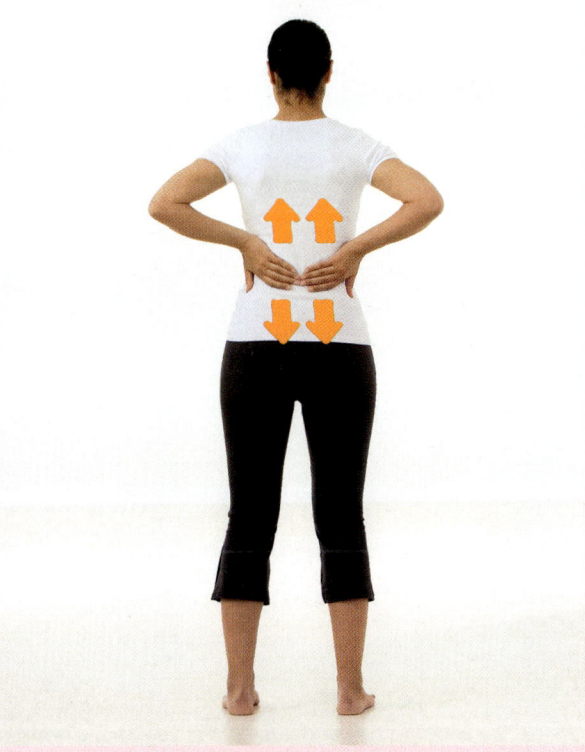

4

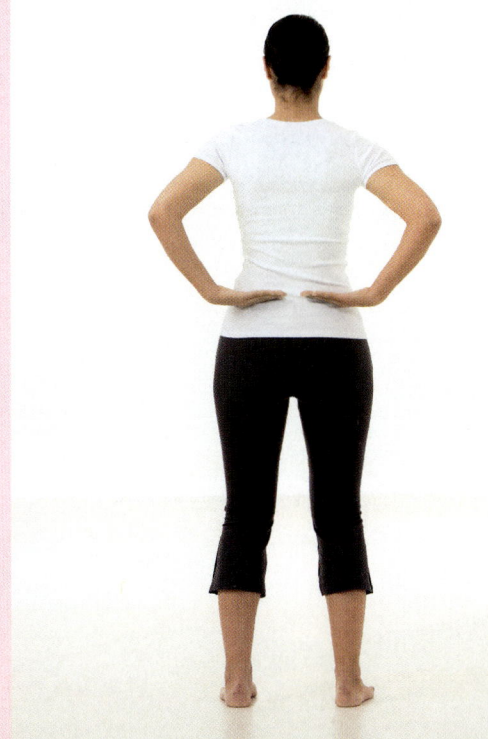

4

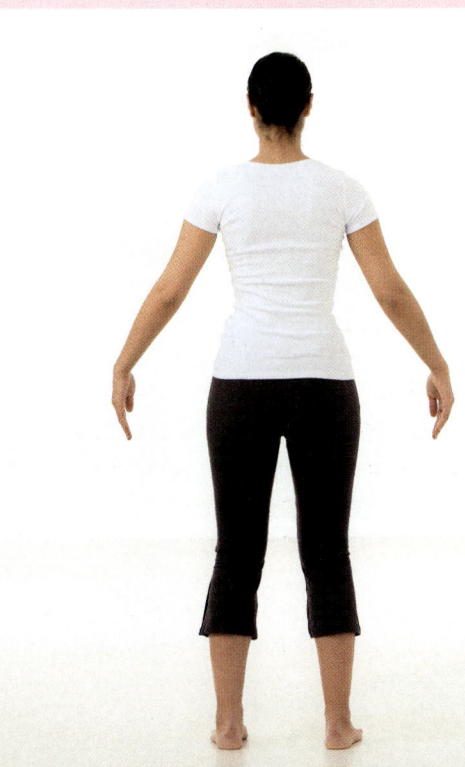

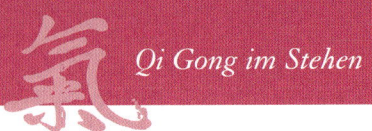

Track 5

Vorübung 2

Fühlen des Qi

Mit dieser Vorbereitungsübung wird das Qi in die peripheren Körperbereiche (Arme und Beine) geleitet. Außerdem können Sie hier das Qi außerhalb Ihres Körpers erspüren.

> ### Diese Übung
>
> verbessert: *die Konzentrationsfähigkeit*
> beruhigt: *bei Nervosität*

1 Stellen Sie sich in die Grundstellung (S. 92), die Beine schulterbreit auseinander, die Knie leicht gebeugt. Ihre Arme hängen entspannt an der Seite herunter. Lassen Sie den Atem frei in den Bauch schwingen.

2 Während des AUSatmens heben Sie die linke Hand (Männer die rechte Hand) mit der Handfläche nach oben bis in Höhe des Energiezentrums. Gleichzeitig heben Sie die rechte Hand (Männer die linke Hand) mit der Handfläche nach unten bis in Brusthöhe, so, als ob Sie einen großen, aber leichten Ball vor dem Körper in den Händen halten würden.

3 Bewegen Sie jetzt die linke Hand in einem kleinen Halbkreis nach oben und die rechte Hand in einem kleinen Halbkreis nach unten und wieder zurück, so, als ob Sie sanft über Ihren großen Ball streichen würden. Männer verfahren entsprechend umgekehrt: Sie führen die rechte Hand

halbkreisförmig nach oben und die linke Hand nach unten. Wiederholen Sie die Kreisbewegung mehrere Male, und versuchen Sie dabei, das Qi zwischen Ihren Händen zu erspüren – merken Sie ein leichtes Kribbeln? Atmen Sie ruhig und tief in den Bauchraum.

4 Wenn die Hände wieder in der Ausgangsstellung sind, kreuzen Sie beide Hände beim EINatmen vor dem Körper und drehen die Handflächen zum Körper. Bei Frauen ist dabei die linke Hand unten, bei Männern die rechte. Die Finger hängen entspannt nach unten.

5 Mit dem AUSatmen ziehen Sie die Hände nach außen neben die Oberschenkel und strecken dabei langsam wieder die Knie.

Wiederholung: 8-mal

Visualisieren: Ich halte eine bunte Energiekugel in den Händen, die ich zum Leuchten bringen kann.

Wichtig: Üben Sie das »Fühlen des Qi« ganz ruhig und entspannt, auch wenn es anfangs noch nicht perfekt gelingt. Schulter und Ellenbogen bleiben stets locker hängen.

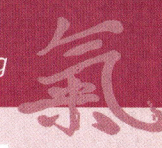

2

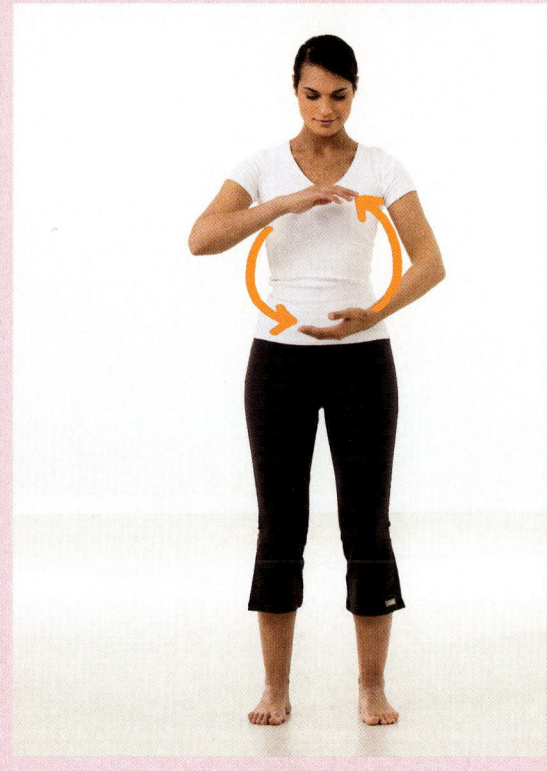

3

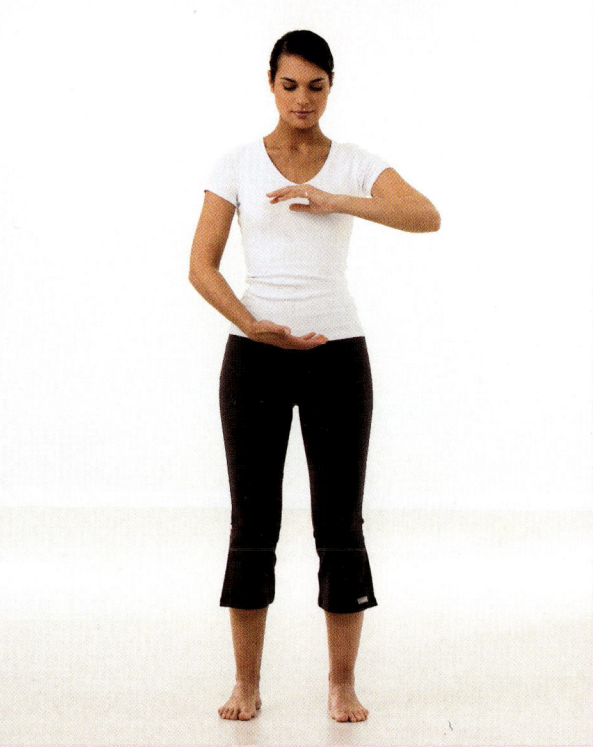

4

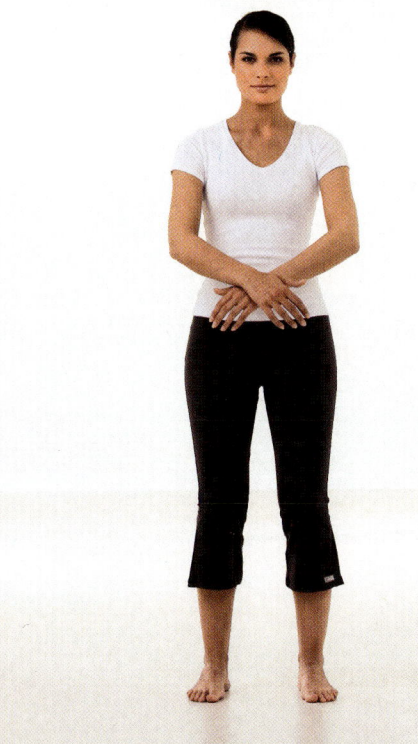

5

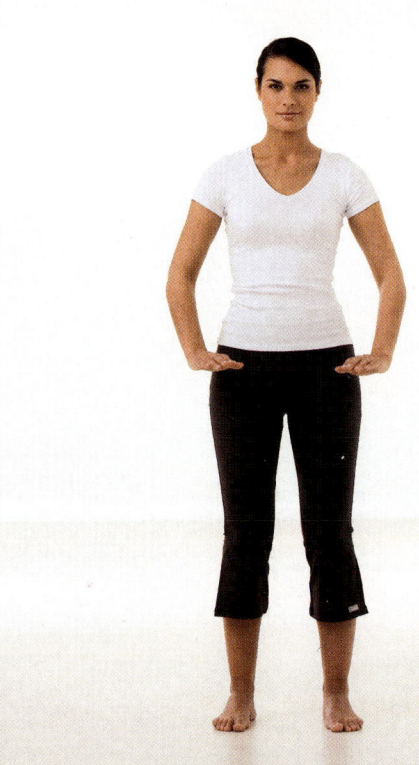

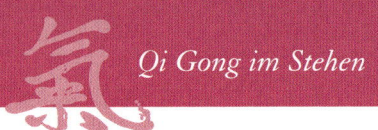

Track 6

Übung 1

Qi zwischen Himmel und Erde

Bei dieser Übung werden durch das Anheben und Absenken der Hände Ren- und Du-Energieband (der sogenannte »Kleine Kreis«) reguliert. Gleichzeitig wird das Qi in allen Ebenen des Dreierwärmers (= »Sanjiao«), also im oberen, mittleren und unteren Sanjiao, in Bewegung gesetzt.

Diese Übung	
verbessert:	*Verdauungsbeschwerden*
beruhigt:	*den Magen*
dämpft:	*Heißhunger*
stärkt:	*die Lunge*
beruhigt:	*bei Nervosität*
harmonisiert:	*den Geist*
baut ab:	*innere Spannungen*

1 Stellen Sie sich aufrecht hin, die Beine schulterbreit auseinander, die Knie sind durchgestreckt. Halten Sie beide Hände locker vor dem Energiezentrum, die Handflächen nach oben, die Finger sind fast gerade.

2 Atmen Sie ruhig durch die Nase EIN, und heben Sie dabei die Hände langsam in einer Ebene vor dem Körper nach oben bis in Höhe des Mundes.

3 Nach einer kurzen Pause drehen Sie die Hände um, so dass die Handflächen nun nach unten zeigen. Die Finger der rechten und linken Hand bilden einen kleinen Halbkreis, so, als ob Sie einen Luftballon von oben mit den Händen festhalten würden. Halten Sie die Hände mit einer leichten Spannung.

4 Während des AUSatmens senken Sie das Körpergewicht nach unten und beugen die Knie. Gleichzeitig führen Sie die Hände abwärts in Richtung Energiezentrum.

5 Sobald die Hände in Höhe des Energiezentrums sind, strecken Sie die Knie langsam wieder und führen die Hände mit einer fließenden Bewegung neben den Körper.

Wiederholung: 8-mal

Visualisieren: Ich hebe meine Energie hoch und drücke sie, wie einen Luftballon unter Wasser, zurück in das Energiezentrum.

Wichtig: Lassen Sie Schultern und Ellenbogen während der ganzen Bewegung locker hängen – bitte nicht hochziehen!
Bei Knieproblemen mit und ohne Bewegungseinschränkung sollten Sie nur ganz vorsichtig üben.

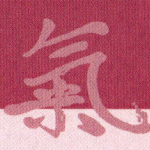

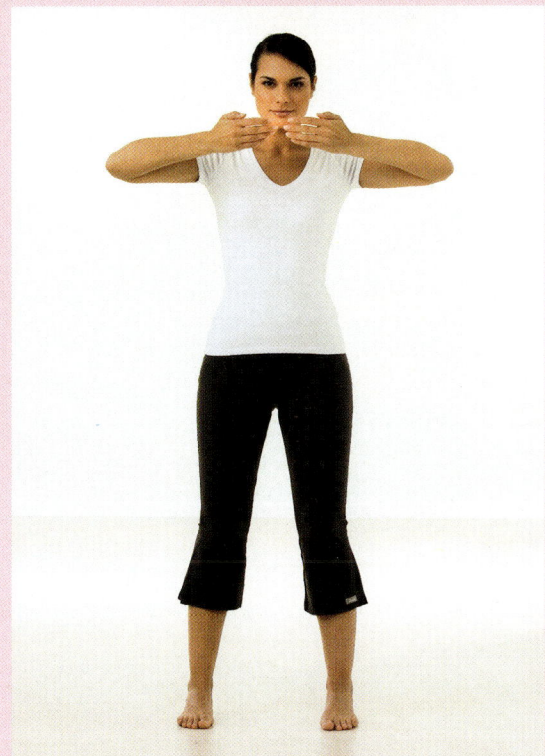

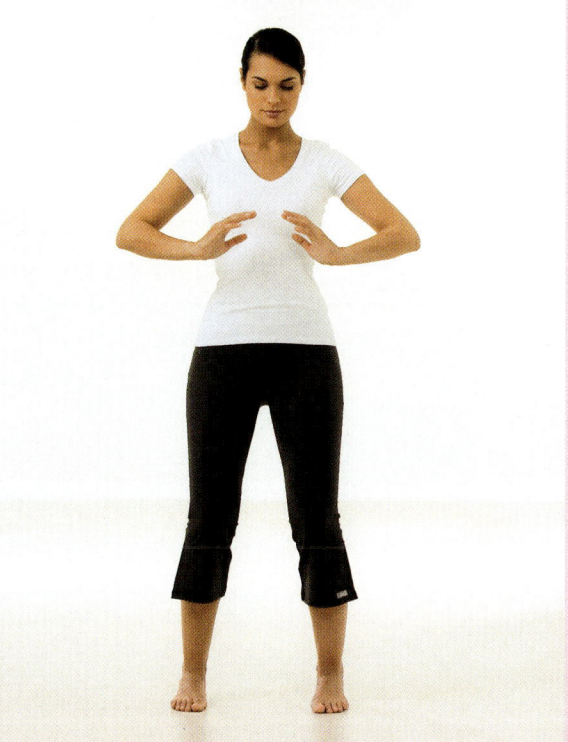

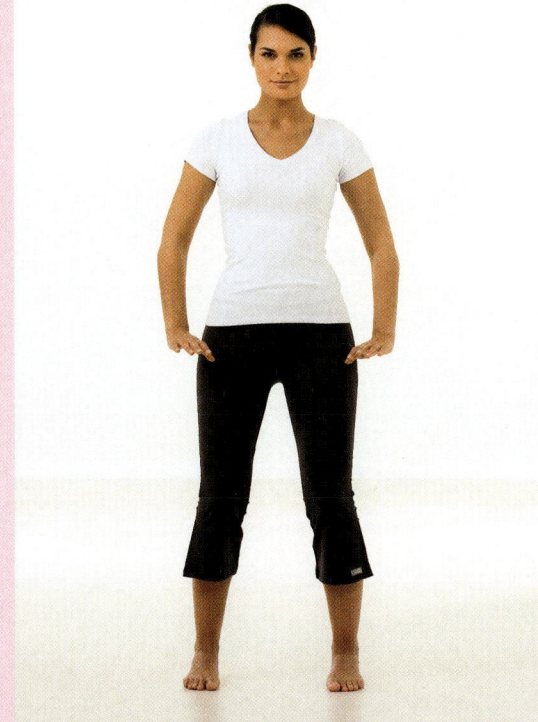

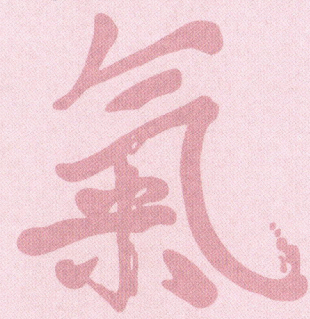

Track 7 *Übung 2*

Qi schiebt die Berge nach vorn

Bei dieser Übung wird die innere Kraft des Energiezentrums durch die langsamen Armbewegungen nach außen auf die Handflächen weitergeleitet. Sie aktiviert das 3-Yin-Energieband der Hände sowie das Ren-Energieband.

Die Wirkung der Übung wird verstärkt, wenn Sie dabei geräuschvoll AUSatmen oder sogar einen Ton wie z.B. »Ha« oder »Hu« intonieren. Versuchen Sie es doch einfach einmal, auch wenn es Ihnen anfangs vielleicht ungewohnt oder sogar komisch erscheinen mag.

Diese Übung	
unterstützt:	*bei der Raucherentwöhnung*
hilft:	*bei der Gewichtsreduktion*
vertreibt:	*Sorgen und Ärger*
hellt auf:	*depressive Verstimmungen*
verbessert:	*den Energiefluss*
übt:	*die innere Kraft*

1 Nehmen Sie die Grundstellung (S. 92) ein, lassen Sie jedoch die Knie gestreckt.

2 Halten Sie nun beide Hände locker vor Ihrem Dantian, so, als ob Sie einen Ball halten würden.

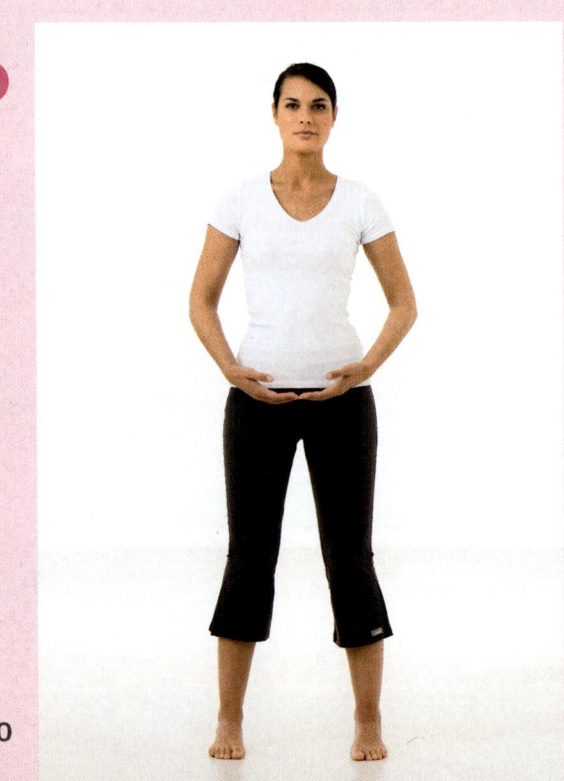

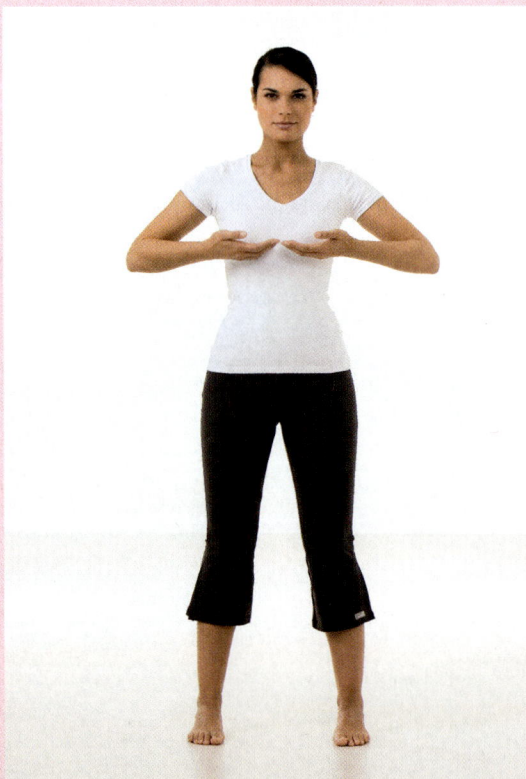

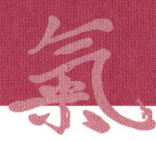

❸ Heben Sie dann beide Hände mit der Handfläche nach oben in einer Ebene vor dem Körper langsam bis in Höhe des Brustbeins, dabei ruhig EINatmen.

❹ Mit der AUSatmung drehen Sie die Hände nach außen (die Fingerspitzen berühren einander fast) und schieben sie gleichmäßig fließend gemeinsam nach vorn, die Arme dabei aber nicht ganz durchstrecken. Senken Sie gleichzeitig das Körpergewicht nach unten, und beugen Sie leicht die Knie. Halten Sie die Endstellung etwa 1–2 Sekunden lang, und lassen Sie dann locker.

❺ Führen Sie die Hände halbkreisförmig nach außen und unten in Richtung Energiezentrum. Dabei immer weiter ruhig AUSatmen. Sobald die Hände in Höhe des Energiezentrums sind, strecken Sie

die Knie langsam wieder. In der Endposition ruhen Ihre Hände entspannt neben dem Körper.

Wiederholung: 8-mal

Visualisieren: Ich hebe meine innere Energie hoch und schiebe mit ihr meine »Sorgenberge« nach vorn weg von mir.

Wichtig: Bewegen Sie die Arme nur aus dem Ellenbogengelenk heraus, und ziehen Sie die Schultern nicht nach oben.

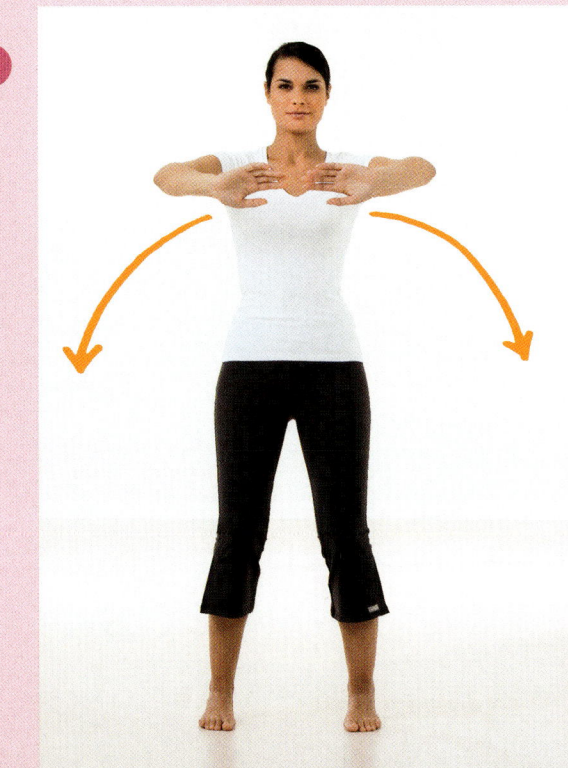

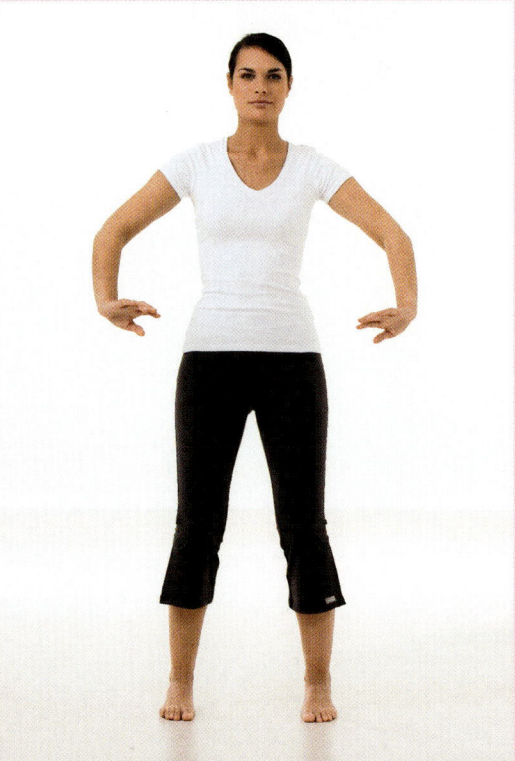

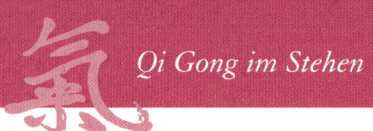
Track 8 *Übung 3*

Qi schiebt die Berge zur Seite

Durch diese Übung öffnet sich der Dreierwärmer und lässt das Qi aus dem Energiezentrum heraus frei nach oben, unten und zur Seite fließen. Auch hier können Sie wieder die Wirkung verstärken, indem Sie besonders geräuschvoll AUSatmen oder einen Ton wie »Ha« oder »Hu« intonieren. Probieren Sie einfach, was Ihnen guttut und womit Sie sich wohl fühlen.

Diese Übung

unterstützt:	*bei der Raucherentwöhnung*
vertreibt:	*Sorgen und Ärger*
hellt auf:	*depressive Verstimmungen*
verbessert:	*den Energiefluss*

---

1 Nehmen Sie die Grundstellung (S. 92) ein, lassen Sie jedoch die Knie gestreckt.

2 Halten Sie nun beide Hände locker vor Ihrem Energiezentrum, so, als ob Sie einen Ball halten würden.

3 Führen Sie mit einem ruhigen, tiefen EINatmen Ihre Hände mit den Handflächen nach oben bis in Höhe des Brustbeins.

4 Dann ziehen Sie die Schulterblätter so weit wie möglich zusammen – dadurch öffnet sich der Brustkorb. Mit dem AUSatmen drehen Sie die Handflächen nach außen und schieben die Hände weit zur Seite weg, ohne aber die Arme ganz durchzustrecken. Gleichzeitig beugen Sie leicht die Knie. Drehen Sie jetzt den Kopf nach rechts. Halten Sie ihn in dieser Endstellung ca. 1–2 Sekunden lang, und drehen Sie ihn dann locker wieder zur Mitte.

5 Atmen Sie weiter ganz ruhig AUS, und lassen Sie die Arme langsam wieder nach unten in die Ausgangsstellung zurücksinken. Sobald die Hände in Höhe des Energiezentrums sind, strecken Sie die Knie wieder. In der Endposition ruhen Ihre Hände entspannt neben dem Körper.

6 Führen Sie die Übung erneut durch, drehen Sie dieses Mal jedoch den Kopf nach links.

Wiederholung: Jede Seite 2- bis 3-mal

Visualisieren: Ich hebe meine innere Energie hoch und schiebe mit ihr meine »Sorgenberge« ganz weit zur Seite weg.

Wichtig: Achten Sie besonders darauf, die Schultern ganz locker und entspannt zu lassen und nicht anzuheben.
Treten während des Übens Rückenschmerzen auf, brechen Sie bitte sofort ab. Auch bei bereits vorhandenen Rückenschmerzen, akuten Nacken- und Schulterschmerzen, hohem Blutdruck mit Kopfschmerzen sowie Schwindel sollten Sie auf die Ausführung verzichten. Absolut verboten ist sie außerdem nach Operationen im Bereich der Halswirbelsäule!

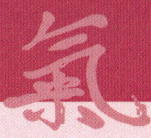

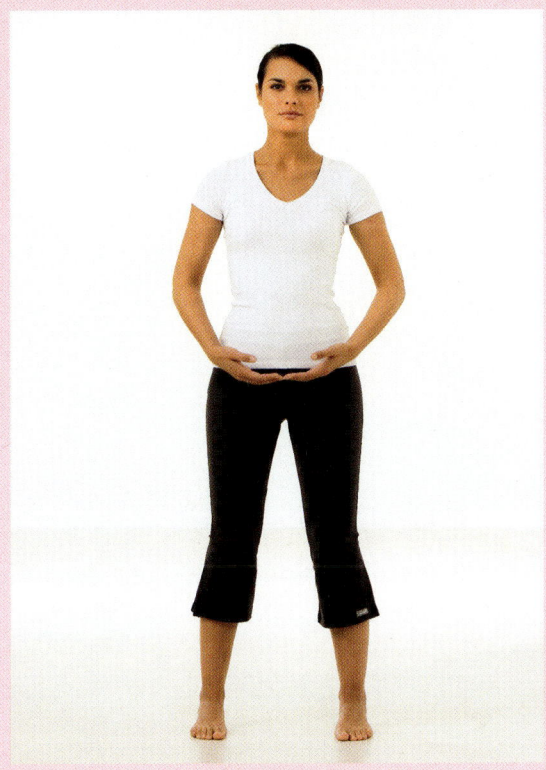

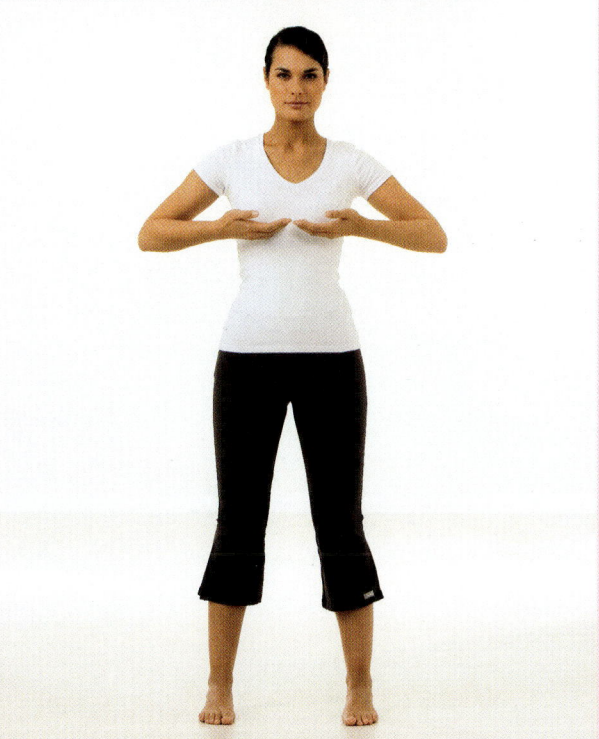

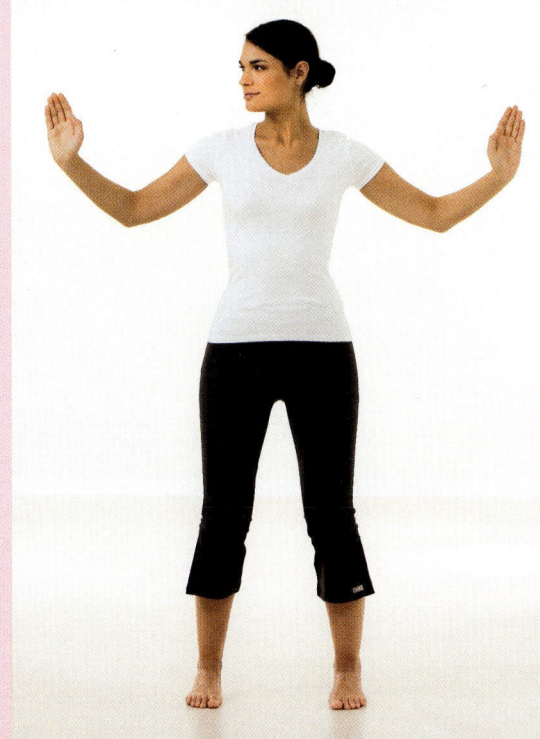

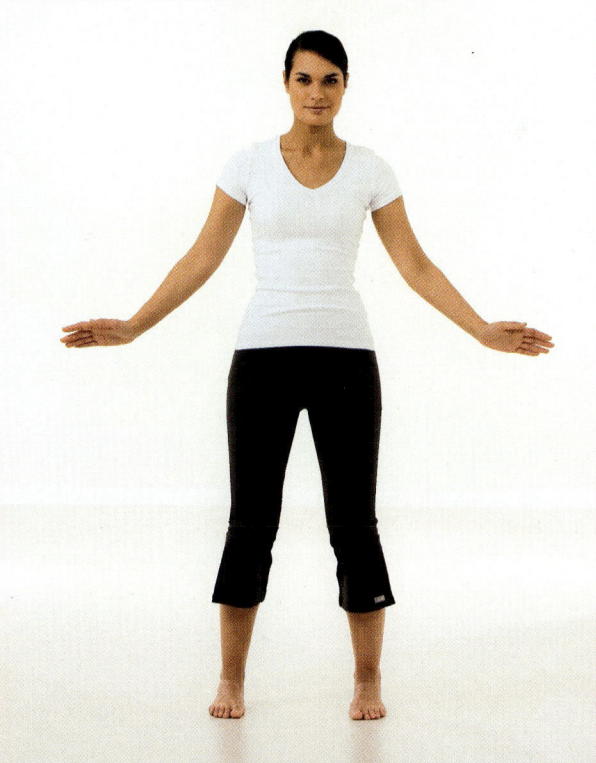

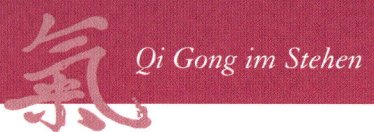

Track 9 *Übung 4*

Füllen des Meeres des Yin und Yang

Diese Übung besteht aus zwei Teilen; beim EINatmen bewegen Sie sich nach vorn, beim AUSatmen richten Sie sich wieder auf. Falls Ihr Atem nicht ausreicht, dürfen Sie auch zwischendurch atmen. Mit der Bewegungsabfolge können Sie nicht nur die 3-Yin- und 3-Yang-Energiebänder von Händen und Füßen, sondern auch Ren- und Du-Energieband (= »Das Meer des Yin und Yang«) aktivieren. Außerdem stellen Sie die Verbindung zwischen diesen beiden außerordentlichen Energiebändern her.

Diese Übung

gleicht aus:	*Yin und Yang*
hilft:	*bei Müdigkeit, besonders tagsüber*
bessert:	*Muskelverspannungen der Wirbelsäule*

❶ Sie stehen aufrecht in der Grundstellung (S. 92). Kippen Sie nun das Becken leicht nach hinten, richten es auf, und lassen Sie die Arme locker hängen.

❷ Mit der EINatmung machen Sie einen Katzenbuckel, indem Sie die Wirbelsäule sanft und lang-

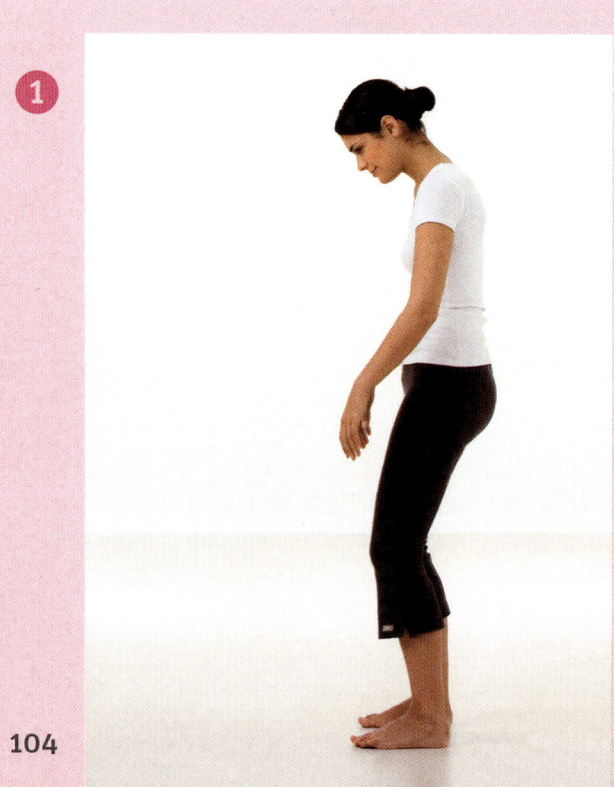

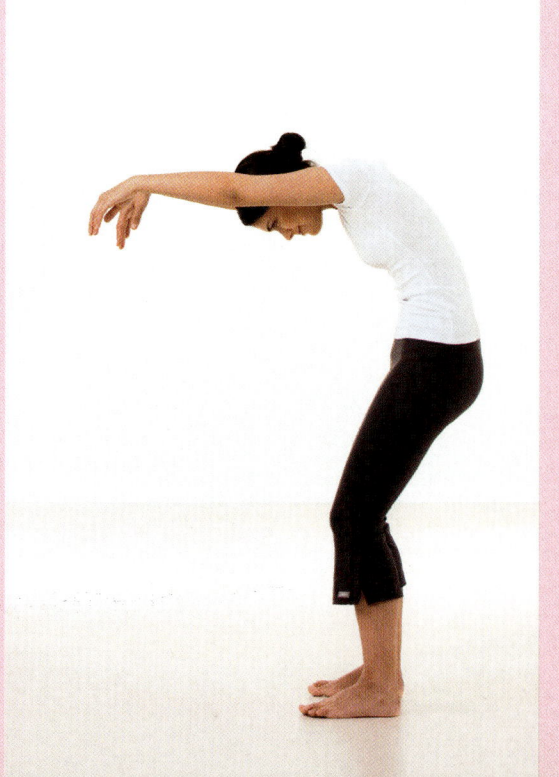

sam vom Steißbein bis zum Hals Wirbel für Wirbel abrollen. Gleichzeitig ziehen Sie die Hände langsam und gleichmäßig nach vorn bis auf Schulterhöhe, die Hände hängen entspannt nach unten.

❸ Am Ende dieser Bewegung neigen Sie Ihr Kinn zur Brust, heben die Arme bis auf Kopfhöhe hinauf und ziehen sie dann nach vorn. Drücken Sie die Ferse fest auf den Boden, und verweilen Sie ca. 1 – 2 Sekunden lang ruhig in dieser Haltung.

❹ Lassen Sie wieder locker, und richten Sie mit der AUSatmung die Wirbelsäule Wirbel für Wirbel von oben nach unten langsam und mit leichter Überstreckung wieder auf. Gleichzeitig biegen Sie die Hände nach oben, so dass die Handflächen nun nach vorn zeigen, ziehen die Hände in sanfter

Bewegung seitlich nach unten bis auf Hüfthöhe und strecken die Knie.

Wiederholung: 8-mal

Visualisieren: Ich mache einen Buckel und strecke mich dann wieder, wie eine Katze, wenn sie aufwacht.

Wichtig: Achten Sie besonders auf die Bauchatmung, auch wenn Sie den Körper nach vorn beugen. Bei akuten Rückenschmerzen und nach Rückenoperationen darf die Übung nicht ausgeführt werden.

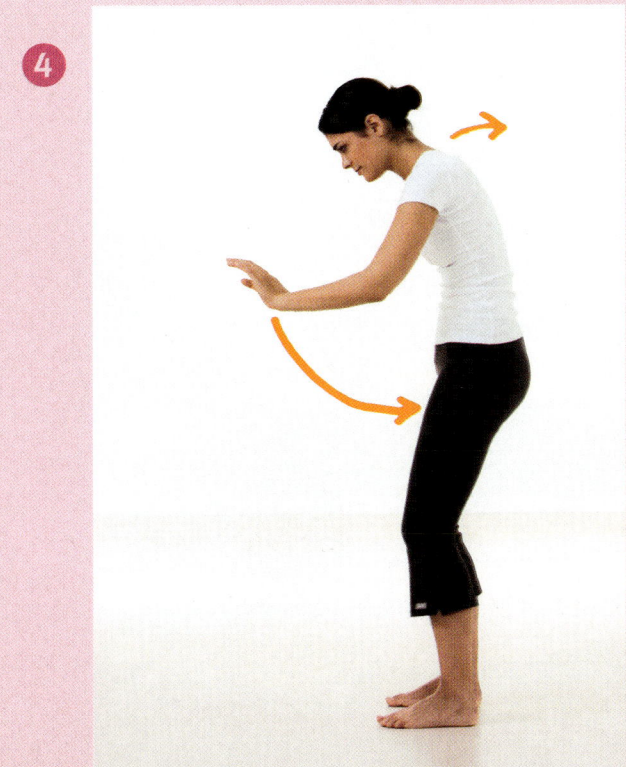

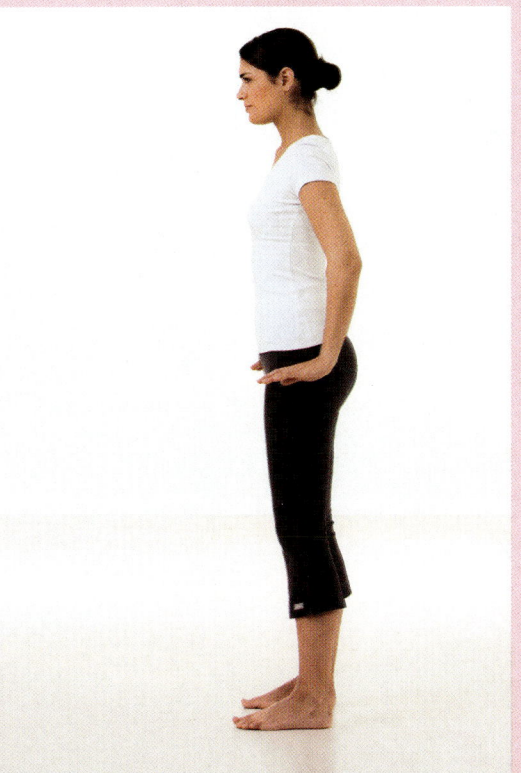

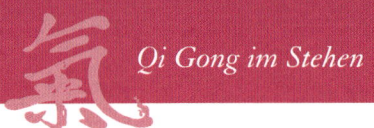
Track 10 *Übung 5*

*Regulieren der
Yin- und Yang-Energiebänder*

Mit dieser Übung regen Sie das gesamte Qi (sowie das Blut) zur Zirkulation an.

Diese Übung

löst: *Muskelverspannungen*

wirkt: *gegen Müdigkeit*

bessert: *Beschwerden im Bereich der Wirbelsäule*

❶ Verlagern Sie Ihr Körpergewicht aus der Grundstellung (S. 92) heraus langsam nach rechts, und drehen Sie den Körper um ca. 45 Grad nach links. Heben Sie die linke Ferse an, die Zehen bleiben auf dem Boden. Heben Sie nun den gesamten linken Fuß, und setzen Sie ihn mit der Ferse zuerst ca. eine Fußlänge schräg nach links vorn auf.

❷ Mit der EINatmung verlagern Sie Ihr Gewicht auf das linke Bein und schieben den Oberkörper nach schräg links vorn. Dabei ziehen Sie den rechten Arm mit locker nach unten hängender Hand nach links vorn oben bis auf Kopfhöhe und den linken Arm (Unterarm und Hand stehen etwa im rechten Winkel) langsam nach hinten bis auf Beckenhöhe. Schauen Sie über die linke Schulter. Der rechte Fuß drückt nach unten.

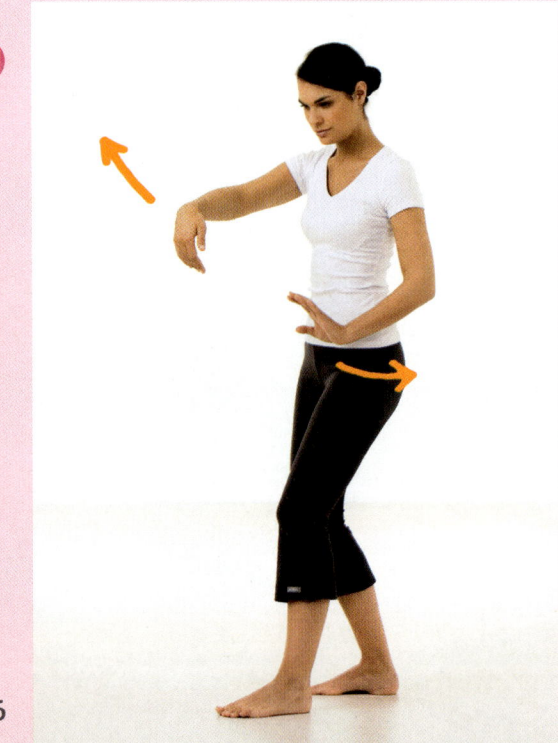

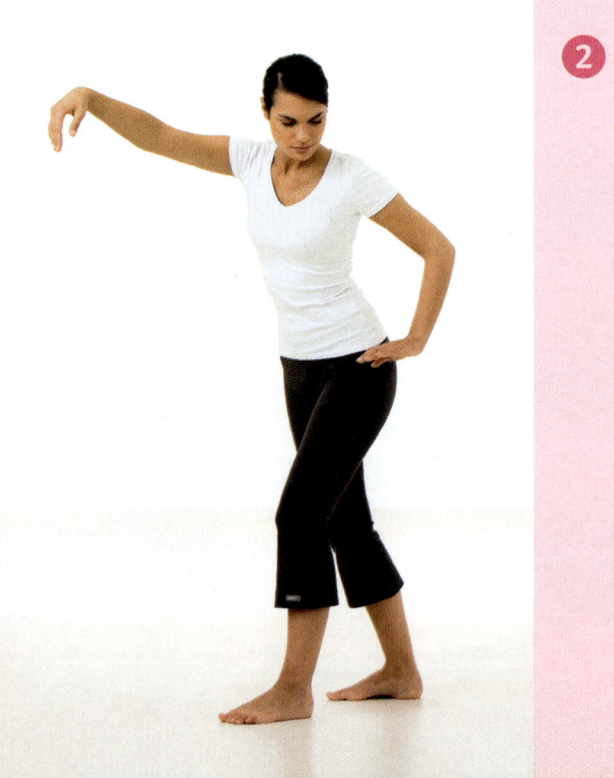

❸ Mit der AUSatmung verlagern Sie Ihr Gewicht wieder auf das rechte Bein und lehnen den Oberkörper nach hinten. Gleichzeitig beugen Sie die rechte Hand im Gelenk nach oben, so dass nun die Handfläche nach vorn zeigt, und ziehen sie nach unten neben das Becken. Der linke Arm geht gegengleich nach oben, die Hand nun locker gebeugt, die Finger zeigen nach unten. Schauen Sie über die rechte Schulter. Wiederholen Sie die Vorwärts-rückwärts-Bewegung einige Male.

❹ Nach der letzten Wiederholung lassen Sie Ihr Körpergewicht auf dem rechten Bein und ziehen das linke Bein neben das rechte in die Grundstellung zurück, die Knie werden wieder sanft gestreckt, der oben stehende linke Arm gleitet neben den Oberschenkel zurück.

❺ Wiederholen Sie die Übung auf der anderen Seite.

Wiederholung: 3- bis 5-mal pro Seite

Visualisieren: Meine Arme und Hände bewegen sich so sanft wie reife Ähren im Sommerwind.

Wichtig: Achten Sie auf einen gleichmäßigen, fließenden Übungsablauf. Auch wenn dies am Anfang vielleicht noch nicht perfekt klappt – verlieren Sie nicht die Geduld, und üben Sie weiter.
Bei chronischen Knieschmerzen und Rückenproblemen sowie nach Operationen im Rückenbereich sollten Sie diese Übung unbedingt vermeiden.

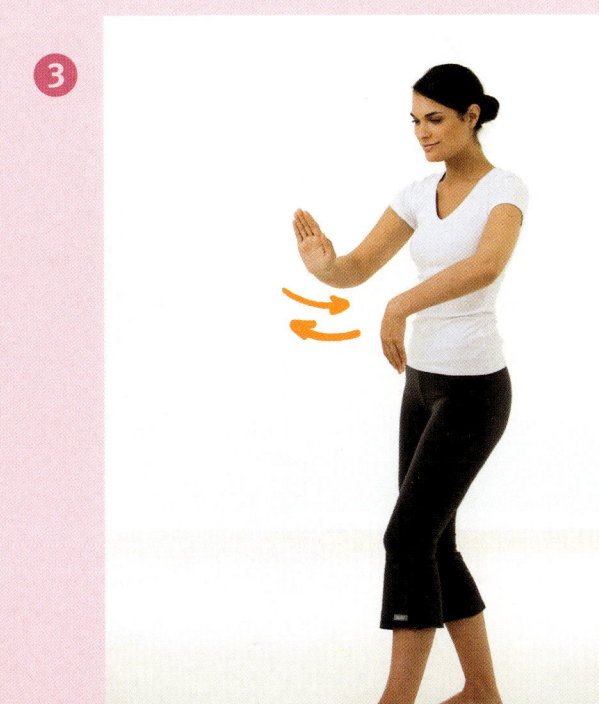

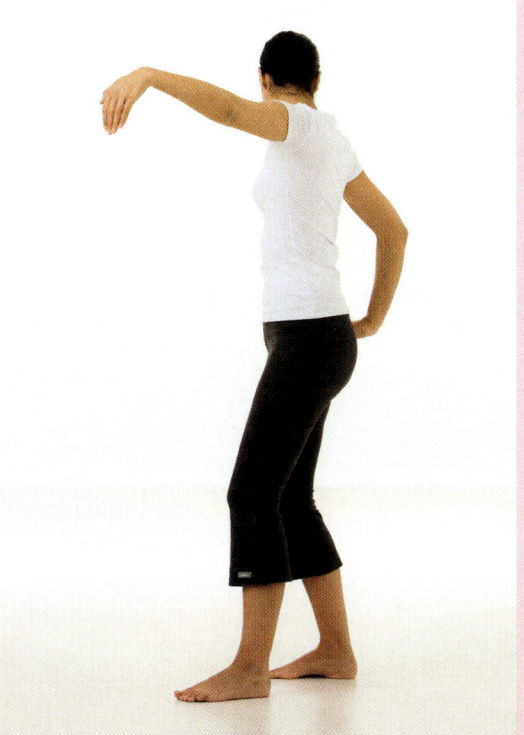

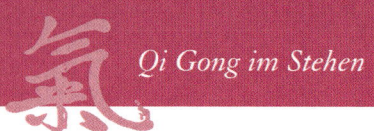

Übung 6

Qi sinkt mit großen Kreisen in das Energiezentrum

Während sich die vorherigen Übungen auf der innerkörperlichen Ebene bewegten und Energie von außen nach innen leiteten, beginnt mit dieser Übung der umgekehrte Weg: die Öffnung nach außen, das Umarmen der Natur. Mit dieser Bewegungsabfolge senken Sie das Qi mit einem großen Kreis der Arme in das Energiezentrum, das hier mit dem Qi aus der Umgebung harmonisiert und reguliert wird.

Diese Übung

bessert:	*Angstzustände*
hilft:	*bei depressiven Verstimmungen*
macht:	*munter und vertreibt Müdigkeit*
stärkt:	*die Lunge*
verbessert:	*Verdauungsbeschwerden*

---

1 Stehen Sie entspannt in der Grundstellung (S. 92), die Füße auf Schulterbreite auseinander, die Knie sind leicht gebeugt.

2 Drehen Sie die Handflächen nach vorn außen, und führen Sie die Arme beim EINatmen mit sanftem Schwung in einem großen seitlichen Bogen nach oben bis über den Kopf, bis sich die Fingerspitzen fast treffen.

3 Halten Sie diese Stellung 1 – 2 Sekunden lang, und führen Sie anschließend mit der AUSatmung die Hände in einer Ebene vor dem Körper wieder nach unten bis auf Hüfthöhe. Ihre Finger formen dabei einen Halbkreis, so, als ob Sie einen Ball nach unten schieben wollten. Halten Sie die Hände mit einer leichten Spannung.

4 Lassen Sie die Augen während der Abwärtsbewegung geöffnet, und konzentrieren Sie sich auf die Mitte zwischen den Augenbrauen. Versuchen Sie in Gedanken, die Augenbrauen nach außen zu verschieben – das führt zu einem inneren Lächeln und macht die Kopfgefäße durchlässiger. Lassen Sie die Atmung während der ganzen Übung langsam und tief in den Bauchraum eindringen.

Wiederholung: 8-mal

Visualisieren: Ich öffne mich bereitwillig der Natur und umarme sie freudig.

Wichtig: Nur die Arme gehen nach oben, Kopf und Augen bleiben geradeaus gerichtet. Auch die Schultern bitte nicht anheben!
Bei Bluthochdruck mit Schwindel oder starken Kopfschmerzen sowie Schulterschmerzen mit Bewegungseinschränkungen sollten Sie nur vorsichtig üben. Tritt während der Übung Unwohlsein auf, brechen Sie bitte direkt ab.

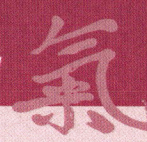

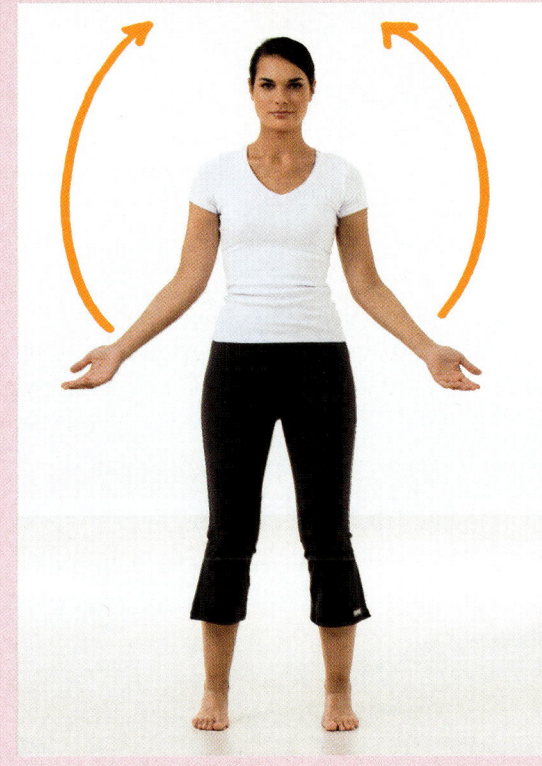

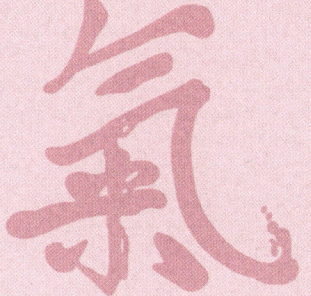

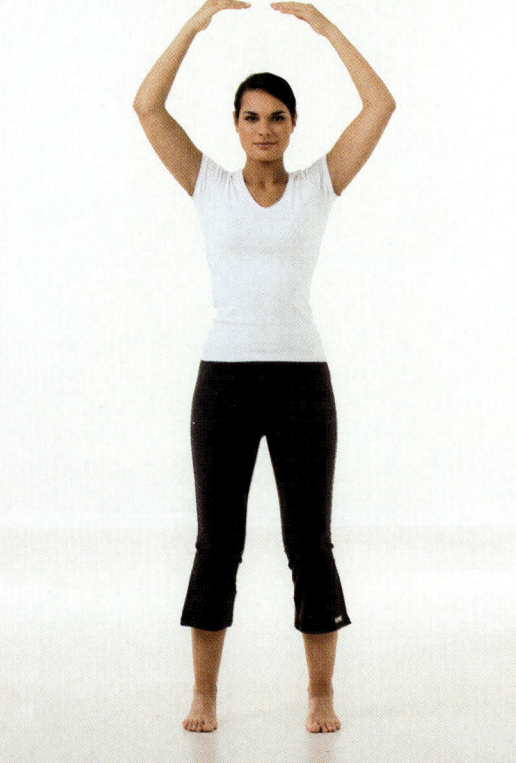

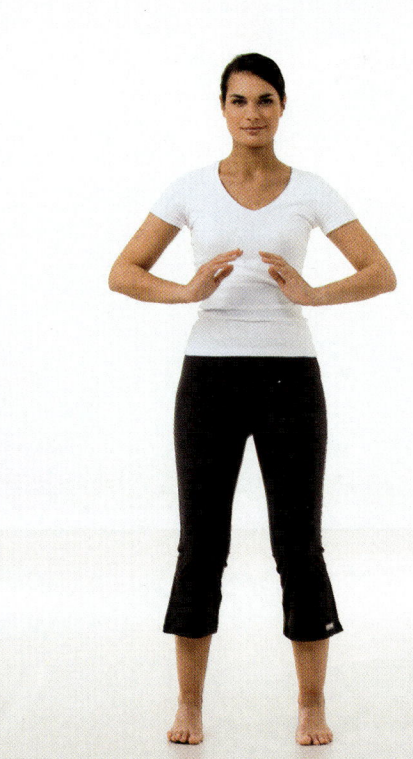

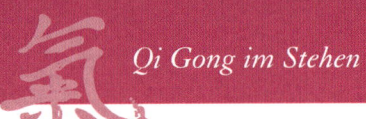

Der Falke
Übungsreihe aus dem Tai-Ji-Qi-Gong

Track 19

Die gesamte Übungsabfolge »Der Falke« leitet Energie von innen nach außen, baut eine Art Schutzschild um den Körper herum auf und hat das Ziel, vor geistigen und seelischen Angriffen zu schützen. Sie ist daher ideal, wenn Sie unter großem Druck stehen (z. B. bei Mobbing), und hilft darüber hinaus generell beim Aufbau eines gesunden Selbstvertrauens.

Diese Übung

hellt auf:	*depressive Verstimmung*
hilft:	*bei Angstzuständen*
baut ab:	*innere Spannungen*
stärkt:	*das Selbstvertrauen*
fördert:	*die Atemqualität*
reguliert:	*den gesamten Muskeltonus im Körper*

Vorübung –
Der Falke schärft die Krallen

Mit dieser Übung bereiten Sie sich auf den Rest der Bewegungssequenz »Der Falke« vor.

❶ Aus der Grundstellung (S. 92) heraus senken Sie das Gewicht nach unten und verlagern es auf das linke Bein. Dann drehen Sie den rechten Fuß leicht nach außen und schieben ihn eine gute Fußlänge nach schräg rechts vorn, die Ferse bleibt auf dem Boden.

❷ Verlagern Sie Ihr Gewicht jetzt auf das rechte Bein, wobei Knie und Zehenspitze eine Linie bilden, und lassen Sie die Hände mit der Gewichtsverlagerung nach vorn schwingen. Bei der rechten Hand zeigt der Handrücken nach vorn, bei der linken Hand zeigt die Handfläche nach oben. Wenn die rechte Hand etwa auf Augenhöhe steht und der linke Arm etwas darunter, winkeln Sie die rechte Hand im Gelenk so an, dass die Handfläche wie ein Schutzschild nach vorn zeigt. Lassen Sie Ihre Augen den Händen folgen.

❸ Führen Sie im gleitenden Übergang die Hände wieder nach unten, so, als ob Sie ein Pferd streicheln würden. Verlagern Sie dabei das Gewicht auf das linke, hintere Bein. Wenn die Hände etwa vor dem Körper sind, drehen Sie die rechte Hand

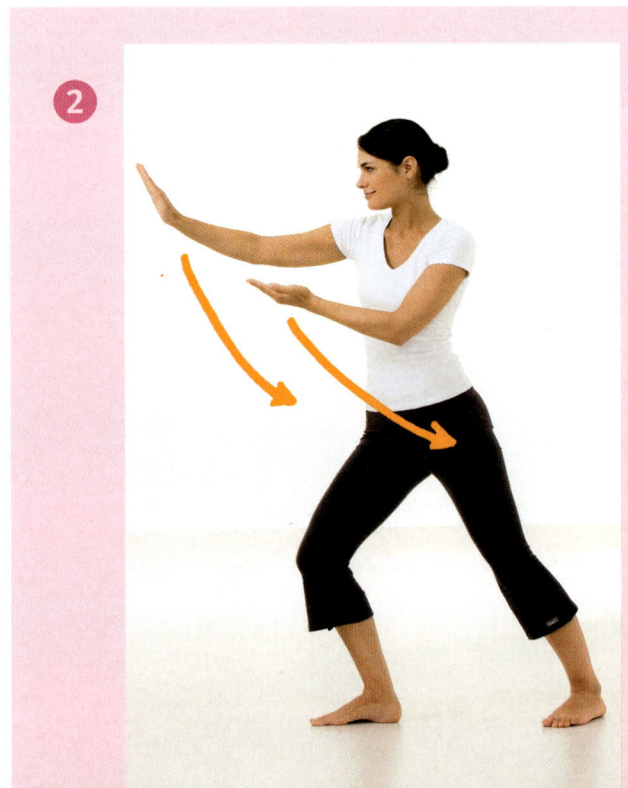

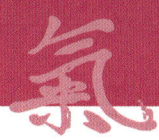

so, dass die Handfläche nun nach oben zeigt.
Drehen Sie den Oberkörper schräg nach links, und
lassen Sie die Hände mit gleichmäßigem Bewegungsablauf schräg zur Seite schwingen. Wenn
die linke Hand etwa auf Augenhöhe steht und der
rechte Arm etwas darunter, schwingt die linke
Hand so um, dass die Handfläche wie ein Schutzschild zur Seite zeigt.

4 Dann schwingen Sie die Hände wieder zurück und
verlagern Ihr Körpergewicht erneut auf das rechte
Bein. Wenn die Hände etwa vor dem Körper sind,
drehen Sie die linke Hand nun so, dass die Handfläche nach oben zeigt, und beginnen die Übung
von vorn.

Wiederholung: 8-mal

Visualisieren: Ich bin ein unerschrockener Falke und
schärfe meine Krallen.

Wichtig: Bewegen Sie die Arme wellenförmig-flie-
ßend. Achten Sie außerdem auf eine insgesamt
harmonische und gleichmäßige Bewegung von
Armen, Händen und Körper.
Bei Knieproblemen sollten Sie bitte auf diese
Übung verzichten.

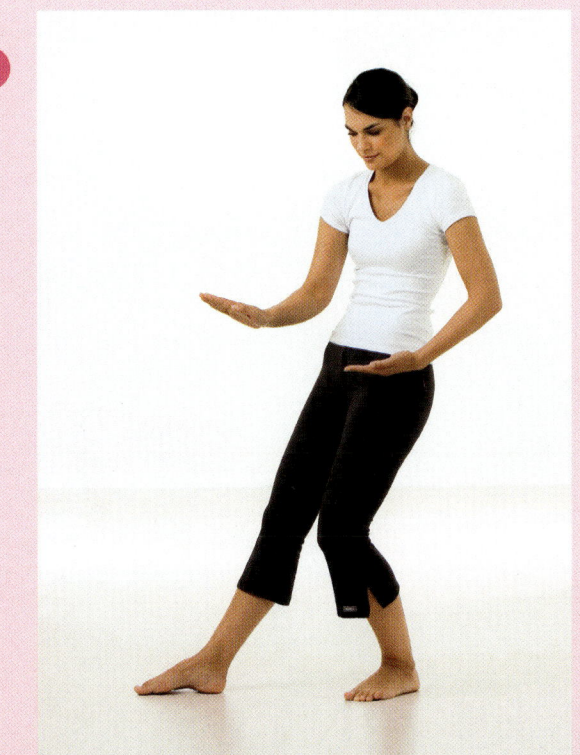

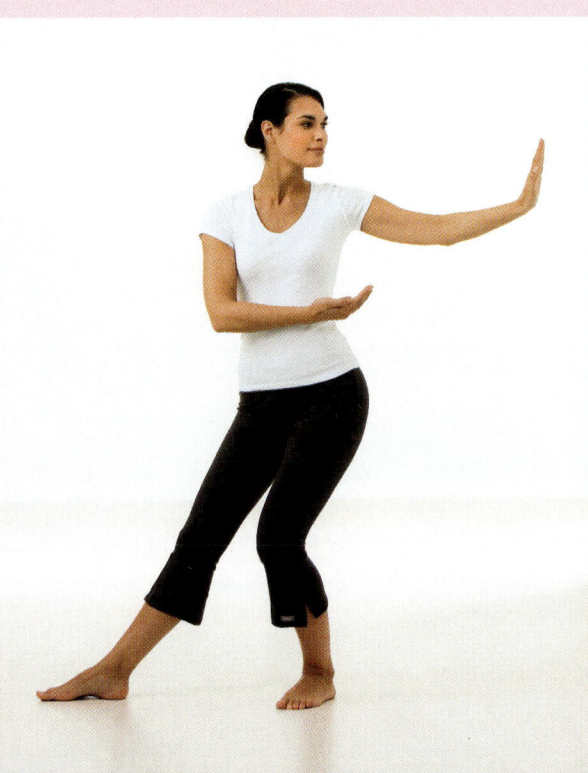

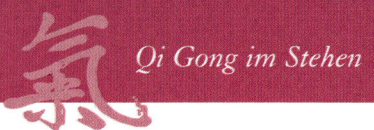
Track 20 *Der Falke schwebt heran*

Nach der Vorbereitungsübung beginnt der aktive, deutlich nach außen und auf Abwehr gerichtete Teil des Übungszyklus. Ein wichtiges Element dieser Übung ist die gleichmäßig-fließende Verlagerung des Körpergewichts nach vorne und nach hinten. Dabei ist die Gewichtsverlagerung nach hinten keineswegs als defensives Zurückweichen anzusehen, sondern als aktives Schwungholen, um mehr Kraft in die Bewegung geben zu können.

1 Nach der letzten Wiederholung der Vorübung halten Sie die rechte Hand wie einen Schutzschild auf Augenhöhe, die linke Hand steht etwas darunter.

2 Verlagern Sie das Gewicht nach hinten auf das linke Bein. Gleichzeitig drehen Sie die rechte Hand um, so dass nun beide Handflächen nach oben zeigen, und ziehen beide Hände seitlich bis auf Beckenhöhe zurück.

3 Holen Sie mit beiden Händen Schwung, und verlagern Sie das Gewicht wieder nach rechts vorn. Gleichzeitig ziehen Sie im fließenden Schwung die Hände in einem seitlichen Bogen mit den Handflächen nach oben bis auf Halshöhe aufeinander zu, so, als ob Sie einen Handkantenschlag auf den Hals eines Gegners ausführen wollten. Durch die Körperverlagerung nach vorn und das Vorziehen der Hände sorgen Sie dafür, dass sich die Energie in den Handinnenkanten sammelt und Sie den imaginären Schlag mit innerer Kraft ausführen können.

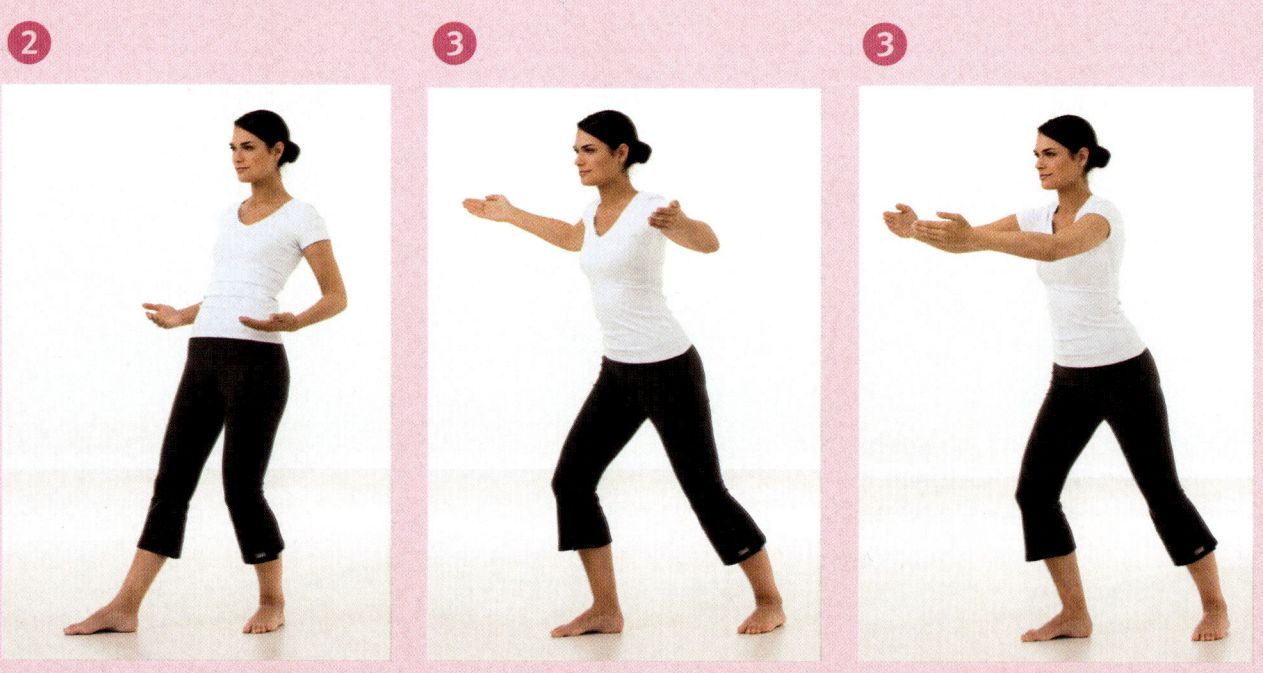

112

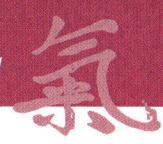

4 Genauso fließend ziehen Sie die Hände gerade bis auf Beckenhöhe zurück, verlagern Ihr Körpergewicht auf das hintere Bein und führen die Bewegung erneut aus. Wiederholen Sie die Vorwärtsrückwärts-Bewegung einige Male in einem Ihnen angenehmen Tempo.

5 Ballen Sie nun beim Vorwärtsziehen die Hände zur Faust. Öffnen Sie vorn die Hände, so dass die Handflächen nach oben zeigen, und führen Sie die Hände so wieder zurück.
Die Gewichtsverlagerung erfolgt wie zuvor, d. h., wenn Sie die Hände vorziehen, ist das Körpergewicht auf dem vorderen Bein, mit dem Zurückziehen verlagern Sie das Gewicht auf das hintere Bein.

Wiederholung: Je 3- bis 5-mal mit flachen Händen bzw. geballter Faust

Visualisieren: Ich bin ein unerschrockener Falke und halte jeden Angreifer auf Distanz.

Wichtig: Achten Sie darauf, die Armbewegung ganz gleichmäßig-fließend durchzuführen.
Bei Knie- und Schulterproblemen bitte nur sehr vorsichtig üben!

4

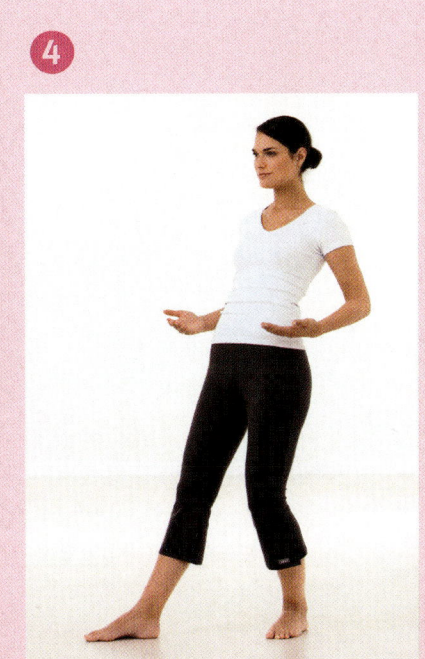

5

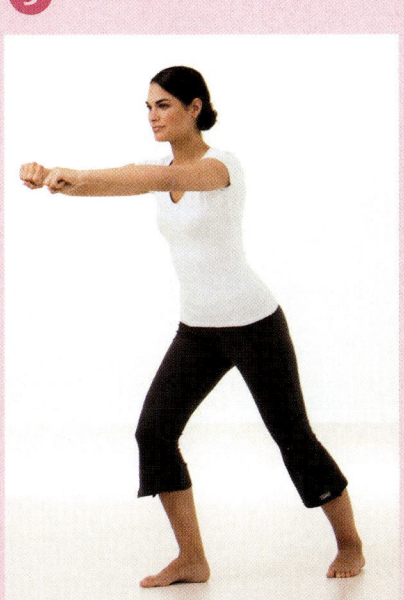

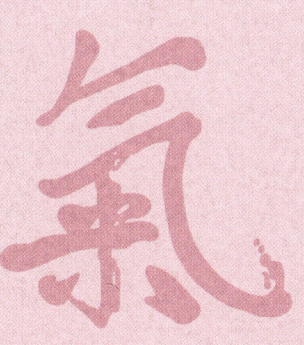

Track 21 *Der Falke zeigt die Krallen*

Bei dieser Übung sammelt sich die Energie in den Händen und produziert einen Schutzschild mit deutlicher Abwehrfunktion. Die ursprüngliche Idee hinter der Übung ist, dass man einem vor einem stehenden Feind das Gesicht zerkratzt.

1 Während sich die Hände noch von der vorherigen Übung vor dem Körper auf Halshöhe befinden, öffnen Sie die Fäuste, so dass die Handflächen nun nach rechts vorn zeigen.

2 Bewegen Sie die Arme in einem großzügigen, nach vorn gewölbten Bogen nach unten bis auf Beckenhöhe, und verlagern Sie aus dem Schwung heraus Ihr Körpergewicht nach hinten, bis Sie in eine leicht rückwärtige Schräglage kommen.

3 Beugen Sie die Hände nach unten, so dass die Handrücken nach vorn zeigen, und ziehen Sie sie vor dem Körper hinauf – die Fingerspitzen zeigen stets nach unten.

4 Etwas über dem Kopf drehen Sie die Handflächen nach vorn, verlagern Ihr Gewicht auf das vordere Bein und ziehen die Hände wie am Anfang in einem großen, nach vorn gewölbten Bogen wieder nach unten. Je weiter die Hände nach unten gehen, desto mehr verlagern Sie Ihr Gewicht erneut nach hinten.

Wiederholung: 3- bis 5-mal

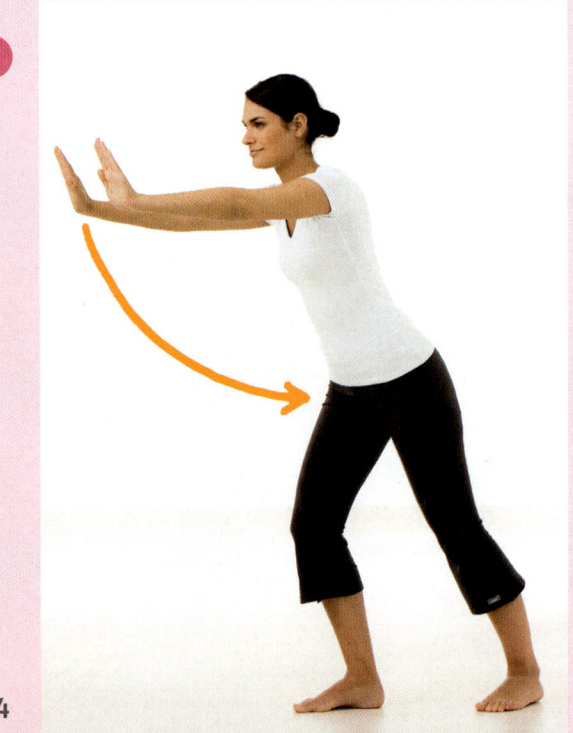

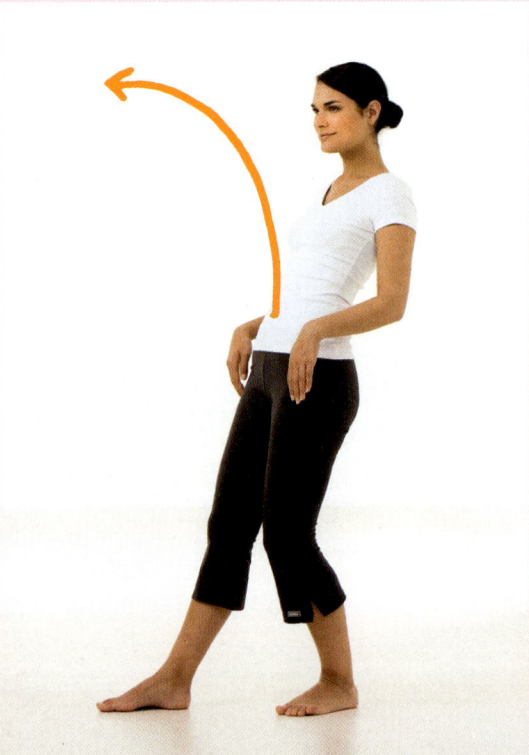

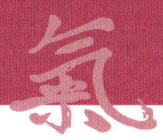

Visualisieren: Ich bin stark und unabhängig, wer mich herausfordert, bekommt meine Krallen zu sehen und zu spüren.

Wichtig: Bei Knie- und Schulterproblemen sollten Sie bitte nur vorsichtig üben!

Track 22–25

Der Falke dreht sich

5 Bei der letzten Wiederholung von »Der Falke zeigt die Krallen« halten Sie die Handbewegung etwa auf Halshöhe an (siehe Schritt 1).

6 Drehen Sie jetzt die linke Hand, so dass die Handfläche nach oben zeigt.

7 Ziehen Sie beide Hände fließend in einem leichten Bogen bis auf Beckenhöhe hinunter – so, als ob Sie ein Pferd streicheln würden –, und verlagern Sie gleichzeitig Ihr Körpergewicht nach hinten auf das linke Bein.

8 Dann drehen Sie Ihren Körper mit den Fersen um 180 Grad zur linken Seite und wiederholen den Übungsablauf ab der Vorübung auf der linken Seite. Beginnen Sie also damit, dass Sie Ihr Gewicht schräg nach vorn auf das linke Bein verlagern und die Hände (linke Hand: Handrücken nach vorn; rechte Hand: Handfläche nach oben) nach links vorn schwingen lassen. Wenn die linke Hand etwa auf Augenhöhe steht und der rechte Arm etwas darunter, dreht sich die linke Handfläche wie ein Schutzschild nach vorn.

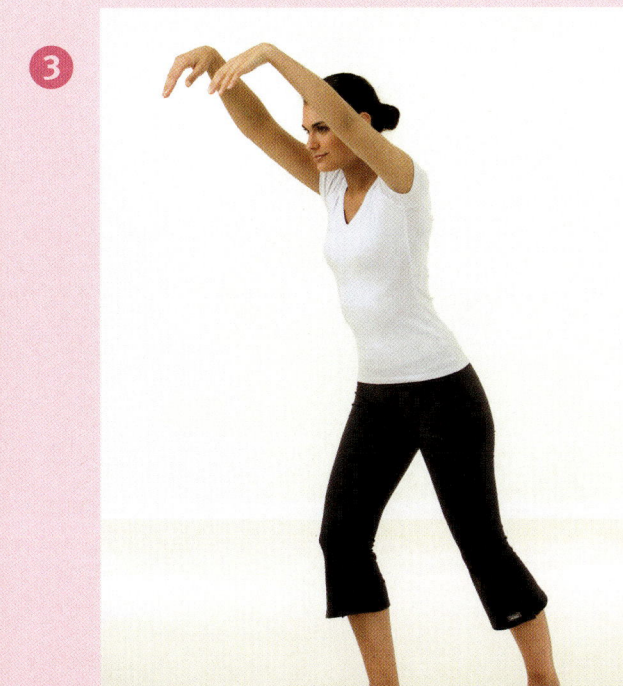

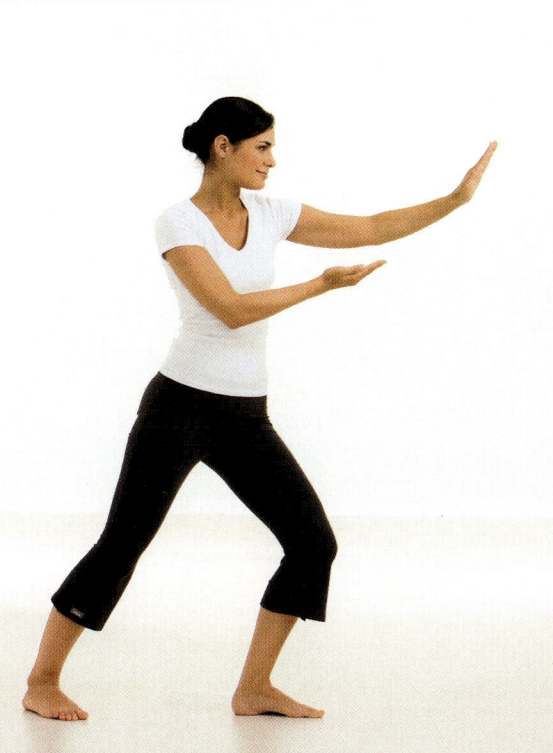

Der Falke ist zufrieden

Mit der Abschlussübung des Falken konzentriert sich die Energie in die Handflächen, von wo aus sie zurück in das Energiezentrum geleitet wird.

❶ Bei der letzten Wiederholung von »Der Falke zeigt die Krallen« lassen Sie die Hände vorn auf Augenhöhe stehen, die Handflächen zeigen nach vorn.

❷ Drehen Sie jetzt die rechte Hand, so dass die Handfläche nach oben zeigt. Ziehen Sie beide Hände fließend in einem leichten Bogen bis auf Beckenhöhe hinunter – so, als ob Sie ein Pferd streicheln würden. Heben Sie während der

Abwärtsbewegung Ihren linken Fuß, und bringen Sie ihn parallel zum rechten Fuß in die Ausgangsstellung zurück.

❸ Drehen Sie nun auch bei der linken Hand die Handfläche nach oben, und heben Sie beide Hände gleichmäßig bis auf Mundhöhe nach oben.

❹ Dann drehen Sie die Hände, bilden mit den Fingern einen kleinen Halbkreis und führen sie nach unten. Auf Höhe des Dantians strecken Sie die Beine und führen die Hände neben den Körper.

Wiederholung: Die Übung wird nur 1-mal ausgeführt.

Visualisieren: Ich bin wieder in mir angekommen und ruhe völlig entspannt in meinem Energiezentrum.

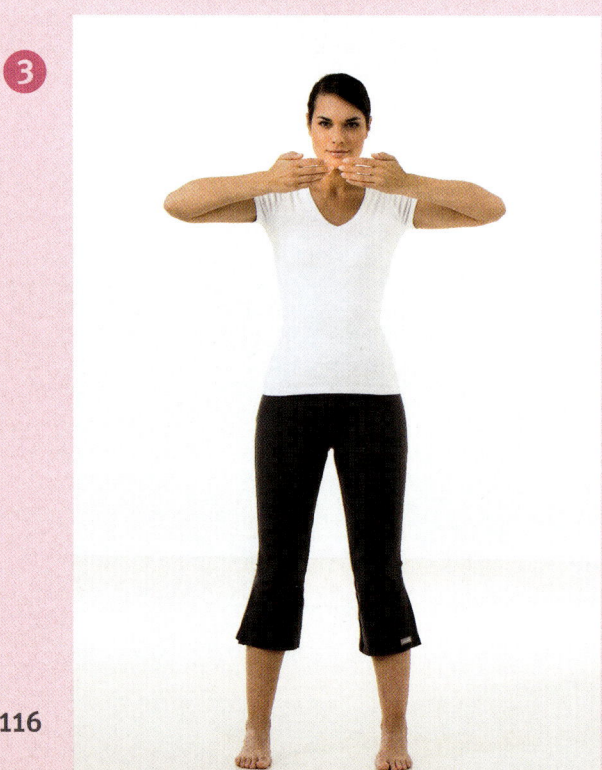

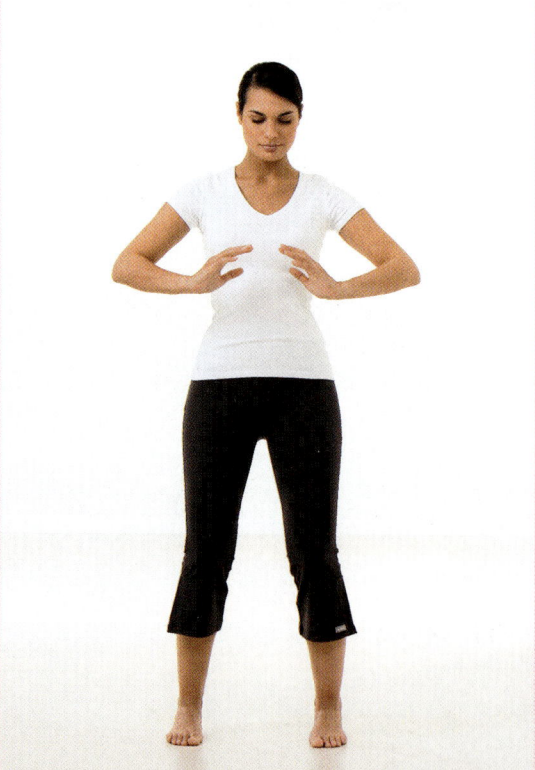

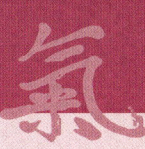

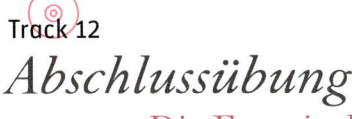

Abschlussübung
Die Energie der Sonne erspüren

Mit dieser Übung konzentrieren Sie die Energie im Dantian, das nach den vorangegangenen Qi-Gong-Bewegungen nun voll gefüllt und aktiviert ist.

Diese Übung

wärmt: *Körper, Geist und Seele*
macht: *ruhig, entspannt und*
ausgeglichen

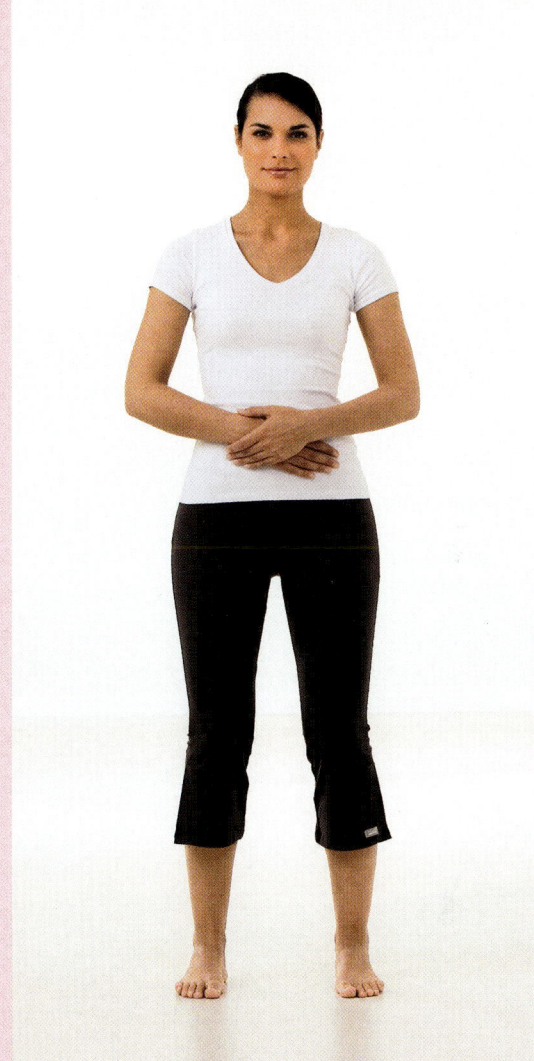

1 Sie stehen in der Grundstellung (S. 92), die Knie sind leicht gebeugt. Legen Sie die Hände übereinander auf das Energiezentrum. Bei Frauen ist die rechte Hand unten, bei Männern die linke.

2 Halten Sie die Augen geöffnet, ohne einen bestimmten Punkt zu fixieren. Atmen Sie ruhig und konzentrieren Sie sich mindestens 5 Minuten lang auf die im Dantian entstehende Wärme.

3 Mit dem AUSatmen lösen Sie die Hände vom Energiezentrum, lassen sie neben den Körper zurücksinken und strecken die Knie.

Wiederholung: Die Übung wird nur 1-mal ausgeführt.

Visualisieren: In meinem Energiezentrum strahlt eine kleine Sonne, hell und kraftvoll.

Wichtig: Lassen Sie den Atem frei und ohne ihn zu beeinflussen in den Bauchraum schwingen.

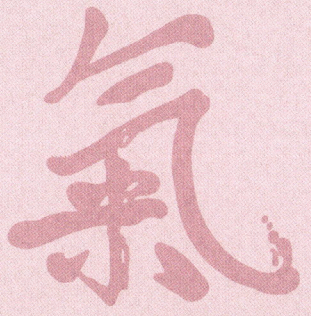

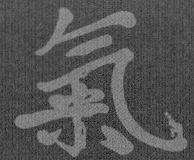

Klopfübungen

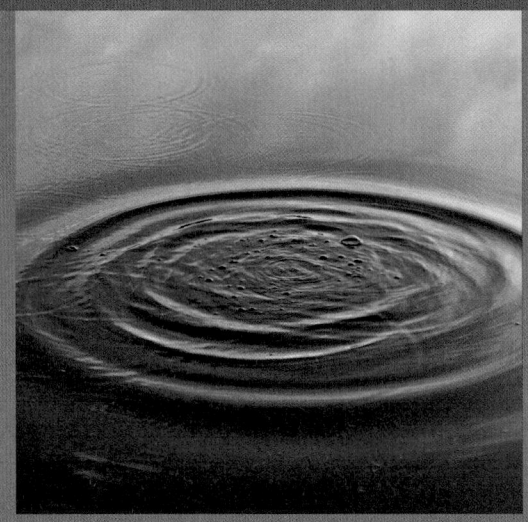

Die Klopfübungen im Qi Gong sind sicherlich die einfachste Art, das Qi zum Fließen zu bringen. Selbst kleine Kinder und auch Senioren im hohen Alter können ohne Vorbereitung spielerisch klopfend die Gesundheit fördern.

Ist das Energiesystem in einem oder mehreren Energiebändern blockiert oder unterbrochen bzw. das Organsystem gestört, kann man an den Stellen der Funktionsstörung beim Abtasten Schwellungen oder Spannungen spüren. Häufig sind diese Stellen auch taub, oder der Betroffene klagt über Schmerzen oder ein unspezifisches Gefühl des Unwohlseins. Ähnlich wie bei der sogenannten »Tuina« (= chinesische manuelle Therapie, zum Beispiel Akupressur) wird auch bei den Klopfübungen Druck ausgeübt, jedoch nicht auf einzelne Energiepunkte, sondern auf alle Energiebänder, die innerhalb des jeweiligen Klopfbereiches liegen.

Wenig Aufwand – große Wirkung

Die Klopfübungen wirken alle mehr oder weniger auf die gleiche Weise, denn wenn Sie einen Bereich unterstützen, breitet sich die Wirkung über die Energiebänder im ganzen Körper aus.

Nach Ansicht der TCM wird durch die manuelle Reizung der Energiebänder eine ganze Kaskade von Reaktionen eingeleitet, die spezifische und unspezifische Beschwerden lindern, die Störung beseitigen und Gesundheit einleiten können. Konkret werden durch das gleichmäßige Beklopfen die berührten Energiebänder aktiviert, ihre Durchlässigkeit erhöht sich, und mögliche Qi-Blockaden in ihnen werden aufgelöst. Die Konzentration von Qi im Körper wird gefördert und seine Verteilung im Körper unterstützt. Wie bei anderen Formen der manuellen Therapie werden gesundheitsfördernde Reize von außen nach innen gegeben, was zur Beseitigung von vorhandenen Störungen beiträgt.

Aus der Sicht der Schulmedizin führen die Klopfübungen zur besseren Durchblutung der beklopften Bereiche, sie lösen schmerzhaft verspannte Muskeln oder beseitigen Blockaden im Lymphabfluss. Zudem werden durch das Klopfen Regulationsfunktionen im gesamten Energiebandsystem ausgelöst, die das vegetative und zentrale Nervensystem positiv beeinflussen können und die körpereigenen Abwehrkräfte mobilisieren.

Weisheit

*Gönne Dir einen Augenblick der Ruhe,
und Du begreifst,
wie närrisch Du herumgehastet bist.*

Tschen Tschiju

Nicht zuletzt wirken Klopfübungen auch auf die Psyche – sie vertreiben negative Gedanken und helfen, mit Stress besser fertig zu werden.

Immer und überall

Die Klopfübungen lassen sich hervorragend auch bei wenig Zeit und wenn Sie kaum Platz haben durchführen. Einige von ihnen können sogar bettlägerige Menschen ausüben. Sie müssen für die Klopfübungen keine Vorbereitungen treffen – allerdings sollten Sie nicht allzu viele Kleidungsstücke über den Klopfbereichen tragen. Eine Bluse oder ein Hemd und lange Hosen schaden nicht – wenn Sie einen dicken Pullover, einen Wintermantel oder gar wattierte Skihosen anhaben, ist die Wirkung aber sehr reduziert. Bitte halten Sie möglichst die hier vorgegebene Reihenfolge der Klopfübungen ein. Wenn Sie alle Übungen hintereinander ausführen möchten, sollten Sie ca. 10 Minuten einplanen.

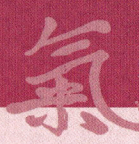

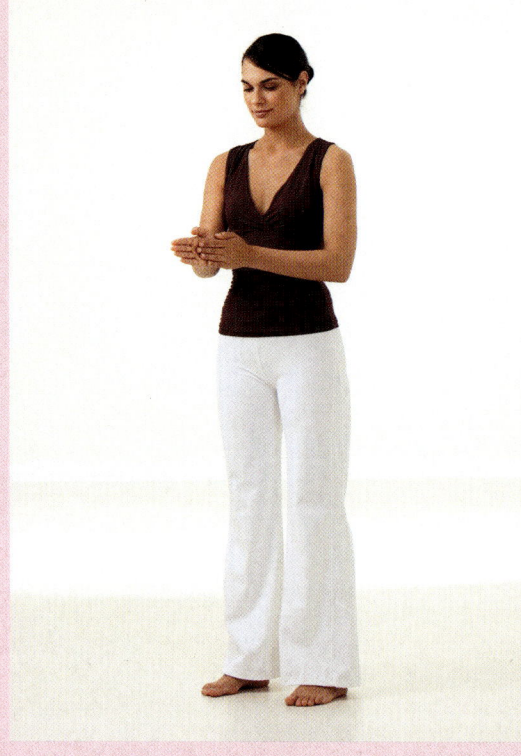

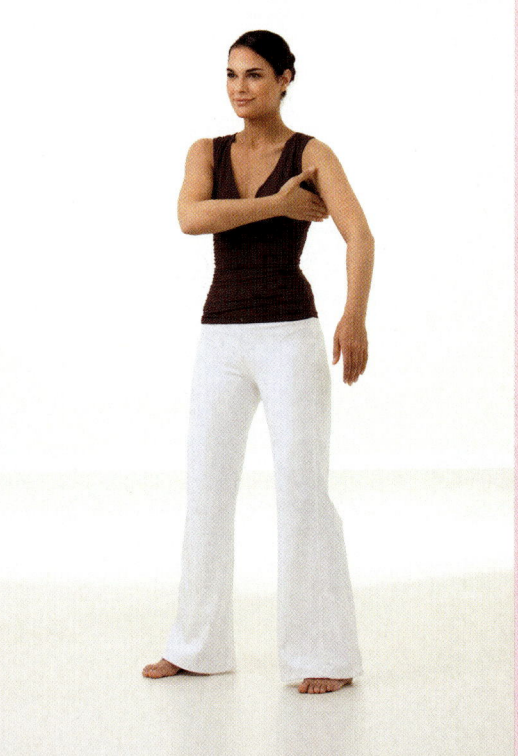

Track 13

Energie mit den Händen erzeugen

1 Stellen Sie sich bequem aufrecht und entspannt hin, die Beine etwa hüftbreit auseinander, die Knie sind nicht ganz durchgedrückt.

2 Legen Sie beide Hände vor dem Energiezentrum zusammen. Dann reiben Sie die Handflächen schnell aneinander, bis sie warm und heiß werden. Anschließend klopfen Sie mit den Handflächen aufeinander.

3 Wenn Sie die Hände auseinandernehmen und wieder einander annähern, können Sie das Qi durch ein leichtes Kribbeln verspüren. Diese Übung ist übrigens ideal, wenn Sie tagsüber kalte Hände haben oder sich nervös und unruhig fühlen.

Wiederholung: Machen Sie diese Übung, so oft und lange Sie sie als angenehm empfinden.

Wichtig: Wenn Sie sich schwach fühlen, können Sie diese Übung auch im Sitzen durchführen.

Klopfen der Achseln

4 Sie stehen ganz entspannt aufrecht, die Beine etwas mehr als hüftbreit auseinander, die Knie sind leicht gebeugt.

5 Strecken Sie einen Arm leicht seitlich aus. Mit der anderen Hand klopfen Sie mit der flachen Hand unter der Achsel die Brustmuskulatur. Der Daumen Ihrer klopfenden Hand zeigt dabei zur Schulter, die Finger in Richtung Achselhöhle.

6 Wiederholen Sie die Übung auf der anderen Seite.

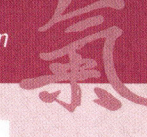

Wiederholung: 8-mal pro Seite

Wichtig: Wenn Sie müde und erschöpft sind, können
Sie diese Übung übrigens wunderbar auch im
Sitzen durchführen.
Falls Sie einen Herzschrittmacher haben oder
unter Herzrhythmusstörungen leiden, sollten
Sie das Klopfen der Achseln auslassen.

3-Yin- und 3-Yang-Energieband-Klopfen am Arm

7 Sie stehen aufrecht, die Beine etwa hüftbreit auseinander, die Knie sind etwas gebeugt.

8 Neigen Sie Ihren Oberkörper leicht nach vorn, und
strecken Sie einen Arm mit der Handfläche nach
oben schräg nach vorn aus. Klopfen Sie sanft mit
der flachen Hand des anderen Armes von der
Schulter bis zur Handfläche (= 3-Yin-Energieband).

9 Drehen Sie Ihren Arm, so dass nun der Handrücken nach oben zeigt. Beklopfen Sie nun gleichmäßig die Armaußenseite vom Handrücken bis zur
Schulter und in den Nackenbereich (= 3-Yang-
Energieband).

10 Führen Sie die Übung am anderen Arm durch.

Wiederholung: 8-mal pro Seite

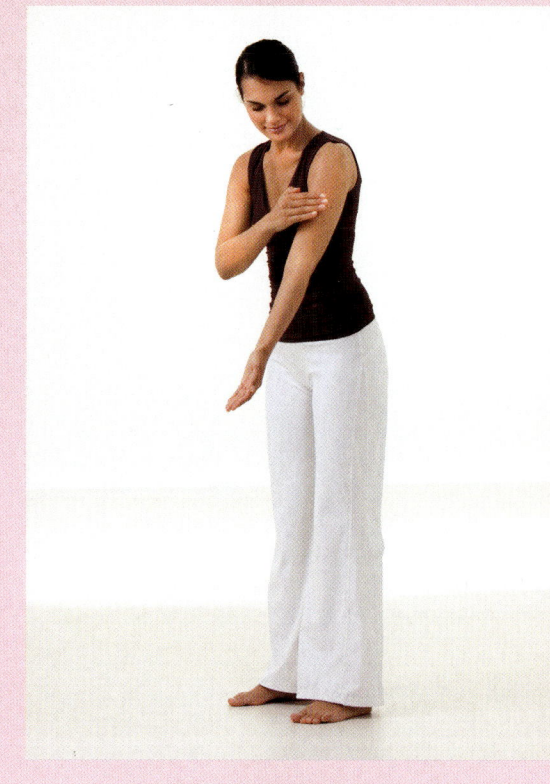

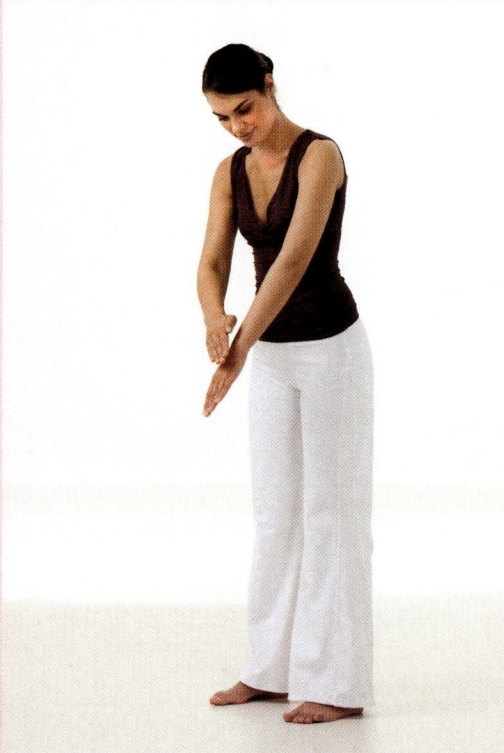

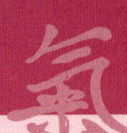

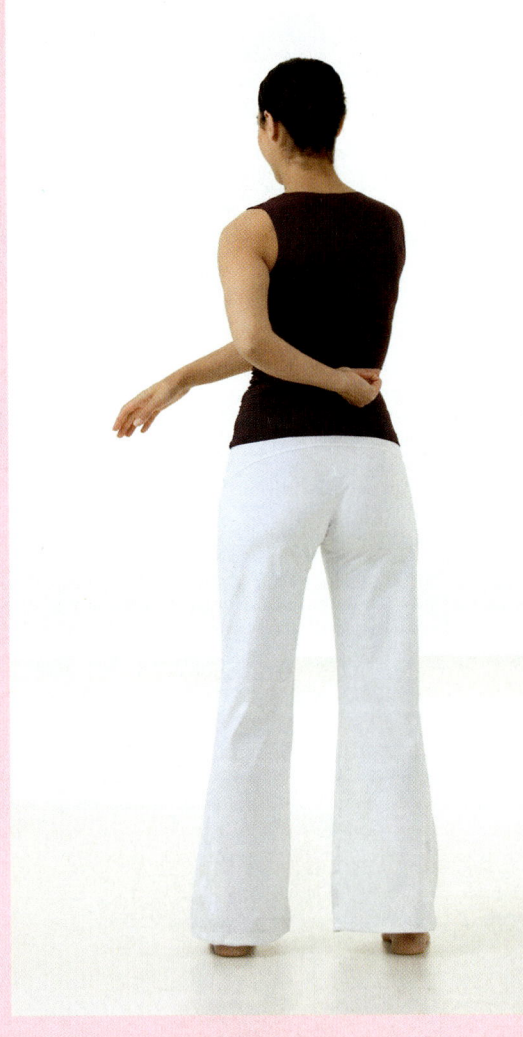

Die Energie mit der Faust wecken

❶ Sie stehen aufrecht, die Beine etwa hüftbreit auseinander, die Knie sind leicht gebeugt. Lassen Sie die Arme locker hängen.

❷ Beginnen Sie aus der Taille heraus den Rumpf leicht nach rechts und links zu drehen, wie ein Pendel, das langsam hin- und herschwingt. Die Arme gehen locker und ungezwungen mit. Schließen Sie die Hände zur Faust, und klopfen Sie mit der jeweils hinteren Faust leicht und sanft mit der Fläche von Daumen und Zeigefinger die Muskulatur neben der Lendenwirbelsäule.

❸ Lassen Sie dabei die Fäuste, so weit es Ihnen bequem möglich ist, den Rücken hochwandern und wieder zum Gesäß zurück.

Wiederholung: 8-mal

Wichtig: Diese Übung können Sie auch im Sitzen durchführen.
Wenn Sie Nierensteine oder Gallensteine haben, sollten Sie auf diese Klopfübung verzichten. Bei akuten Wirbelsäulenbeschwerden klopfen Sie bitte nur ganz vorsichtig.

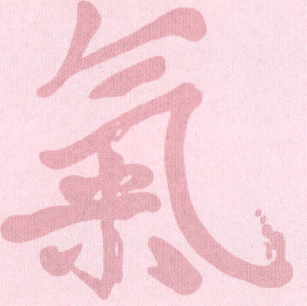

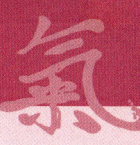

Klopfen der 3-Yin- und 3-Yang-Energiebänder am Bein

4 Stellen Sie sich bequem aufrecht hin, die Beine sind gespreizt, die Knie leicht gebeugt. Lassen Sie die Arme locker hängen.

5 Neigen Sie nun den Oberkörper etwas nach vorn. Klopfen Sie mit den flachen Handflächen beider Hände gleichmäßig die Seite der Beine – vom Gesäß ausgehend, über die Oberschenkel bis hinab zu den Knöcheln (= 3-Yang-Energieband).

6 Wenn Sie dort angekommen sind, beklopfen Sie anschließend die Innenseiten Ihrer Beine vom Unterschenkel bis zum Schritt nach oben (= 3-Yin-Energieband).

Wiederholung: 8-mal

Wichtig: Falls Sie unter Wirbelsäulenbeschwerden (zum Beispiel einem Bandscheibenvorfall) leiden, klopfen Sie bitte nur ganz besonders vorsichtig. Sie können zur Entlastung der Wirbelsäule auch etwas stärker die Knie beugen. Nach Operationen jeder Art warten Sie bitte sicherheitshalber wegen der Gefahr, dass sich eine Thrombose löst, ca. zwei bis drei Wochen bevor Sie diese Klopfübung ausführen.

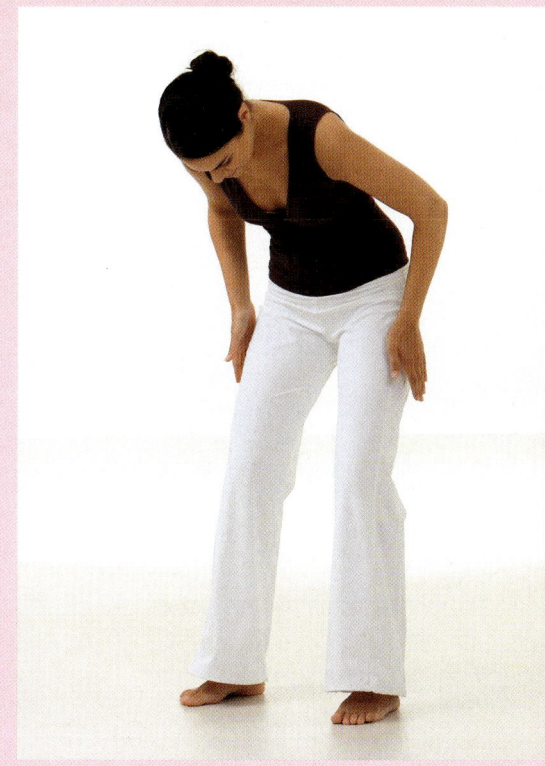

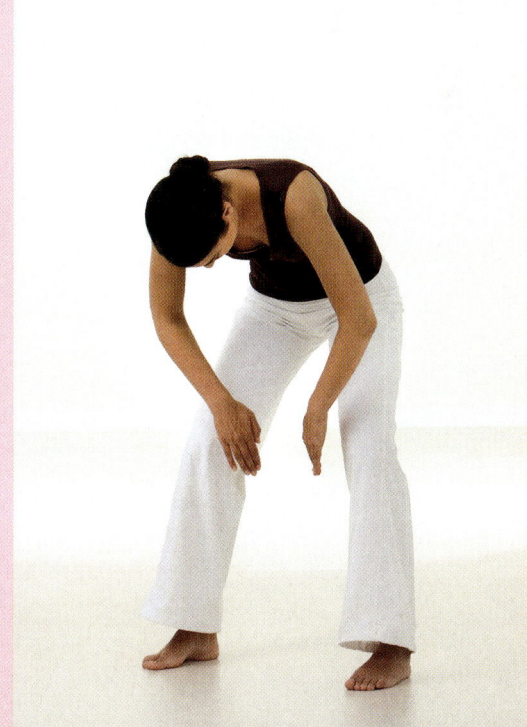

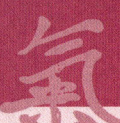

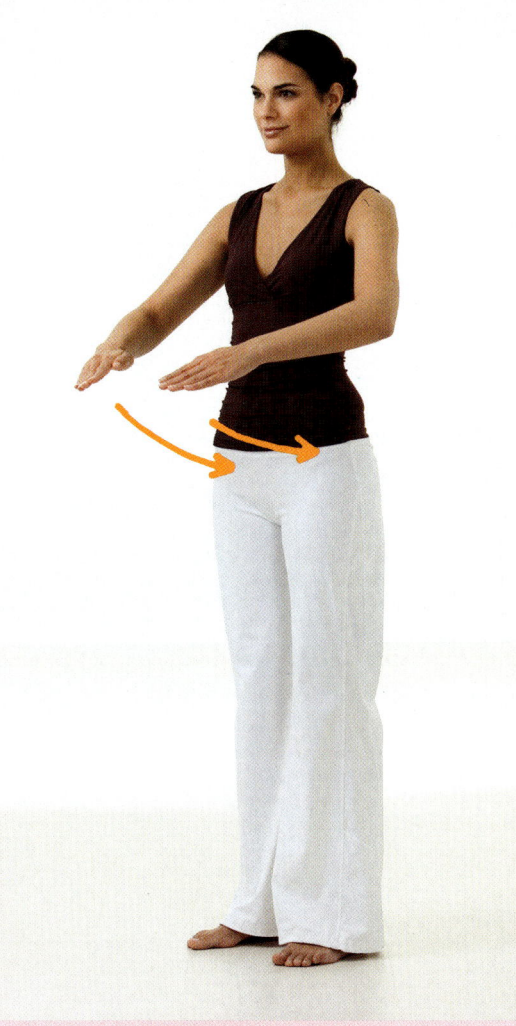

Sanftes Klopfen der Leistengegend

❶ Stellen Sie sich gerade hin, die Beine hüftbreit auseinander, die Knie leicht gebeugt, und lassen Sie die Schultern entspannt hängen.

❷ Strecken Sie die Finger, und beklopfen Sie mit beiden flachen Händen die Leistengegend – die rechte Hand klopft rechts, die linke Hand zeitgleich die linke Leistengegend. Achten Sie darauf, nicht zu fest, sondern eher »elastisch« zu klopfen, d. h., Ihre Hände schwingen nach dem Körperkontakt wieder wie eine Metallfeder nach vorn. Wenn Sie mögen, können Sie auch ein wenig Schwung holen, indem Sie die Hände nach jedem Klopfen seitlich neben dem Körper nach hinten pendeln und dann wieder nach vorn kommen lassen, um auf die Leisten zu klopfen.

Wiederholung: 8-mal

Wichtig: Nach Operationen jeder Art warten Sie bitte wegen der Gefahr, dass sich eine Thrombose löst, ca. zwei bis drei Wochen bevor Sie diese Klopfübung ausführen.

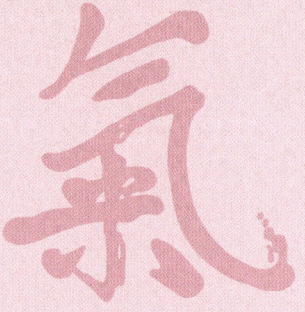

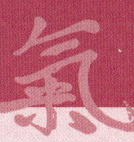

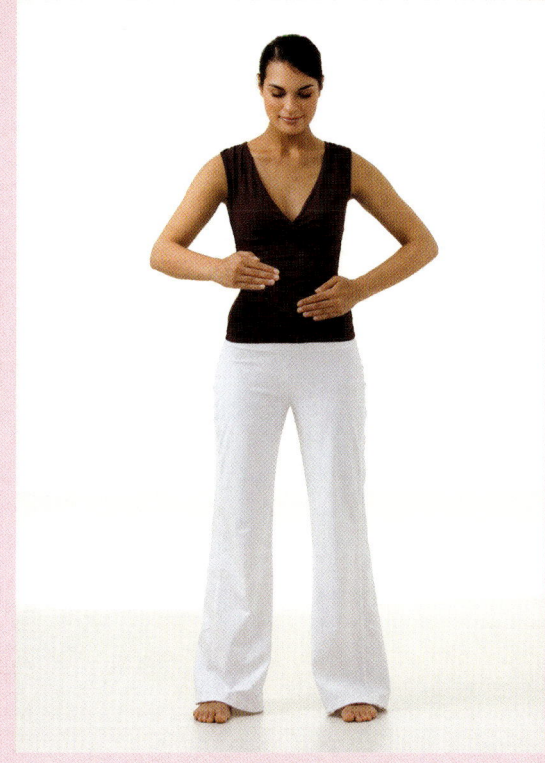

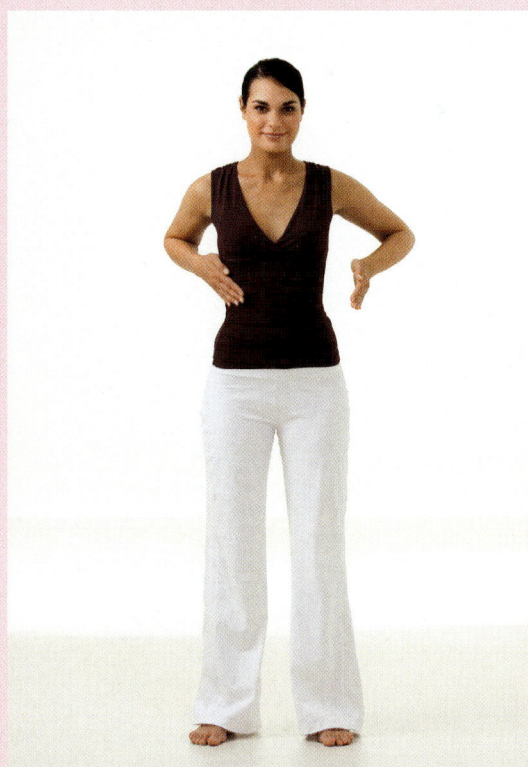

Sanftes Klopfen des Oberkörpers mit beiden Händen abwechselnd

3 Stellen Sie sich gerade hin, die Beine hüftbreit auseinander, die Knie leicht gebeugt, und lassen Sie die Schultern entspannt hängen.

4 Klopfen Sie mit den flachen Handflächen der rechten und linken Hand abwechselnd den Oberkörper vom Schlüsselbein bis zum Unterbauch und wieder zurück von unten nach oben.

Wiederholung: 8-mal

Wichtig: Als Frau kopfen Sie bitte im oberen Bereich nur das Brustbein!

Seitliches Klopfen des Gallenblasen-Energiebands

5 Stellen Sie sich gerade hin, die Beine hüftbreit auseinander, die Knie leicht gebeugt, und lassen Sie die Schultern entspannt hängen.

6 Klopfen Sie mit den flachen Handflächen den Oberkörper seitlich von unterhalb der Achseln bis zum Beckenrand und wieder zurück nach oben. Die rechte Hand klopft rechts, die linke Hand die linke Körperseite.

7 Wenn Ihnen diese Handstellung zu schwierig ist, können Sie die Hände auch überkreuzen und mit der linken Hand die rechte bzw. mit der rechten Hand die linke Körperseite beklopfen.

Wiederholung: 8-mal

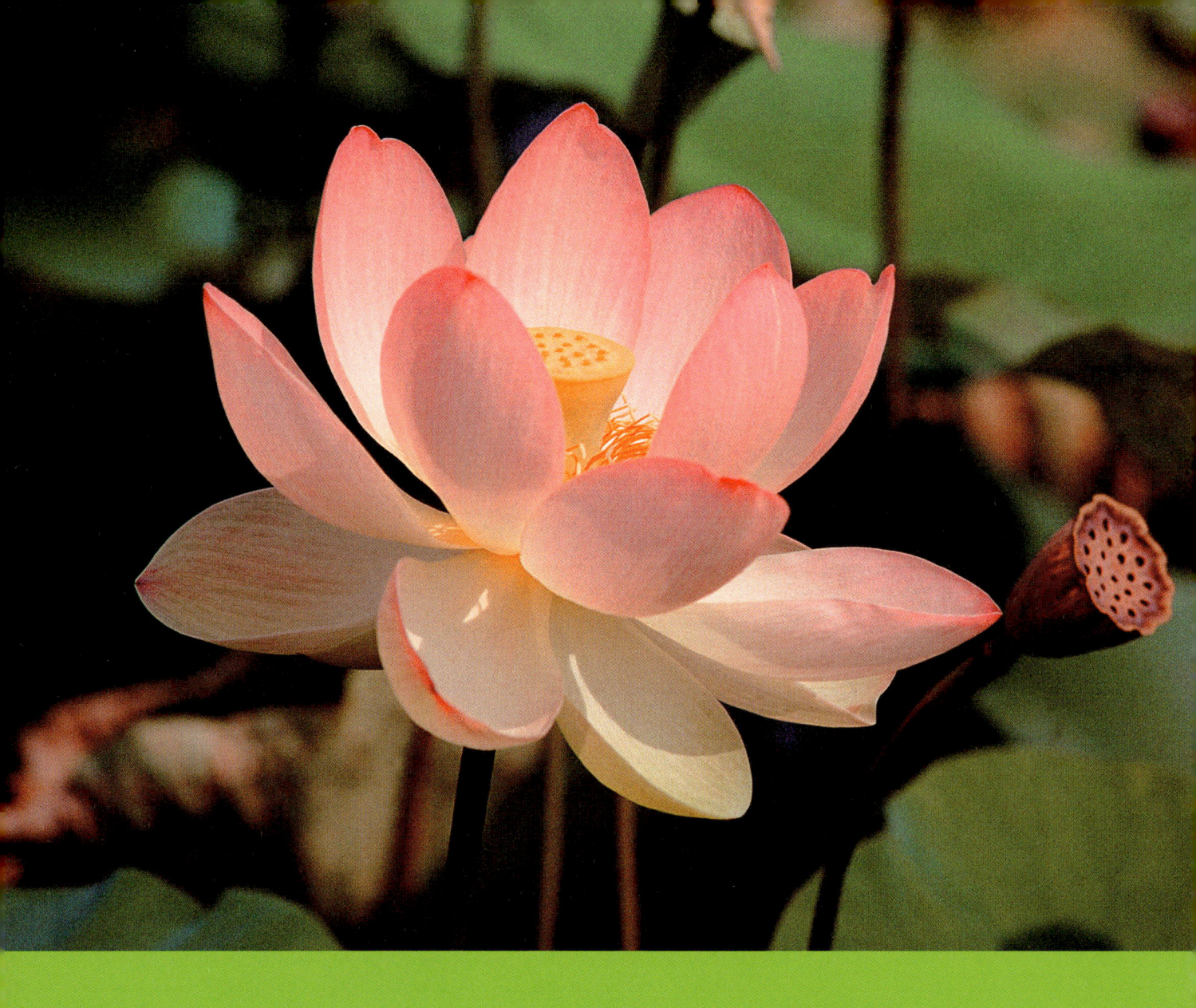

Qi Gong
bei Beschwerden

Wer das Qi zu führen weiß, nährt im Inneren seinen

Körper und wehrt nach außen hin schädigende Einflüsse ab.

(Ge Hong, ca. 283 – 343 n. Chr.)

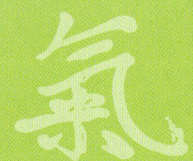

Heilendes Qi Gong für Körper, Geist und Seele

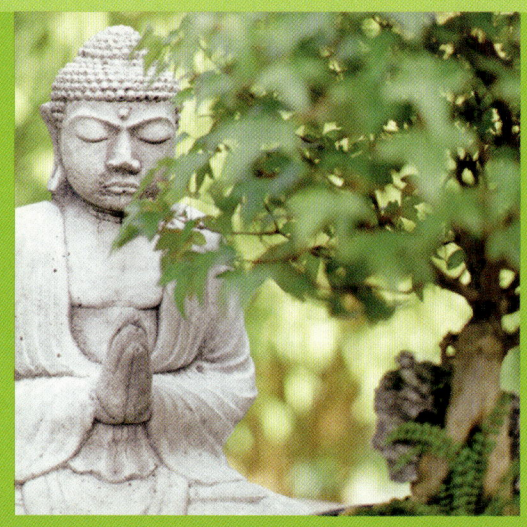

Qi Gong kann Beschwerden vorbeugen, sie lindern oder gar Krankheiten heilen. Da die TCM den Menschen ganzheitlich betrachtet, empfiehlt sie jedoch nicht einzelne Übungen gegen bestimmte Krankheitszeichen. Stattdessen versucht sie, durch genaue Beobachtung und Fragen Rückschlüsse auf den Zustand des ganzen Menschen zu ziehen. Eine eventuell vorhandene Dysbalance kann dann durch Qi-Gong-Übungen ausgeglichen werden.

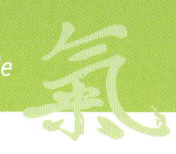

Wenn Sie konkreten Krankheiten vorbeugen möchten oder bereits bestehende gesundheitliche Störungen mit Hilfe von Qi Gong mildern oder gar beseitigen wollen, müssen Sie sich von alten Gedankenmustern lösen, denn: Die punktuelle Beseitigung bestimmter körperlicher Symptome bzw. ihre günstige Beeinflussung entspricht nicht unbedingt der Philosophie der TCM.

Westliche Schulmedizin und TCM

Obwohl auch in der klassischen Schulmedizin die Zusammenhänge zwischen Körper, Psyche und sozialen Umständen mehr und mehr erforscht und berücksichtigt werden, basiert ein Großteil der Schulmedizin nach wie vor auf der Annahme, dass jede Krankheit isoliert zu betrachten ist. Symptome sind nicht Zeichen und Ausdruck einer lange vorhandenen Störung des inneren Gleichgewichts, sondern Auswirkungen von Viren, Bakterien, Pilzen, Parasiten, Störungen des Immunsystems etc. Diese Symptome werden dann je nach Gegebenheit medikamentös, physikalisch oder chirurgisch behandelt. Vor allem bei akut lebensbedrohlichen Erkrankungen (zum Beispiel Herzinfarkten) ist die Schulmedizin der TCM deutlich überlegen. Diese Vorgehensweise kann jedoch auch so radikal sein, dass der Körper selbst durch das Heilmittel angegriffen wird. Dies sind dann die vielzitierten Nebenwirkungen der Medikamente.

Die Sichtweise der TCM

In der TCM ist nicht das einzelne Symptom ein Hinweis darauf, wo die Behandlung ansetzen sollte, sondern es ist lediglich als Information zu werten, dass das Qi des Menschen in einer Dysbalance ist, die Energiebänder an einer oder mehreren Stellen blockiert sind und eines oder mehrere Organsysteme in ihrer Yin-Yang-Harmonie gestört sind.

Darüber hinaus muss der Ort des Symptoms nicht auch der Ort der Störung sein. Schulterschmerzen mit Bewegungseinschränkungen sind zum Beispiel nicht zwangsläufig darauf zurückzuführen, dass das Gelenk unter dem Schulterdach zu wenig Raum hat, sondern sie können darauf hinweisen, dass das Leber-Qi gestaut ist und dadurch die Energiebahnen im Schulterbereich blockiert werden.

Qi Gong als Methode der TCM setzt entsprechend ebenfalls umfassender an und hat den ganzen Menschen im Blick – wobei es durchaus möglich ist, individuelle Bereiche etwas gezielter anzusprechen. Die Beseitigung der Blockaden oder Störungen, der Ausgleich, ist das Ziel der Qi-Gong-Übungen. Herrscht im Körper wieder Harmonie, verschwinden auch die Symptome.

Hoher Blutdruck hat viele Ursachen

Wie komplex dieses Prinzip ist, lässt sich gut an der Hypertonie, dem hohen Blutdruck, verdeutlichen. Folgende Ursachen des Bluthochdrucks und ihn begleitende Symptome werden in der Traditionellen Chinesischen Medizin unterschieden (hier können Sie übrigens noch einmal gut erkennen, dass die TCM auch mit für westliche Menschen ungewohnten Diagnosemethoden arbeitet, namentlich der Zungendiagnose):

Aufsteigendes Leber-Yang, verursacht durch lang angestauten Zorn, Ärger oder Wut, den Klimafaktor Wind, Alkohol, Nikotin und/oder fette Ernährung. Begleitsymptome sind Kopfschmerzen, die sich anfühlen als sei der Kopf kurz vor dem Platzen, Kopfschmerzen im Bereich des Scheitels, Sehstörungen mit Flimmern, ein gerötetes Gesicht, rote, brennende Augen, Ohrgeräusche, Schwindel und Wutanfälle. Die Zunge ist rötlich, mit gelblichem Belag. **Allgemeine Yin-Yang-Schwäche,** verursacht durch Schwächen des gesamten Organsystems.

Begleitsymptome sind Schwindel (der sich bei körperlichen Tätigkeiten verschlimmert), blasse Lippen, ein blasses Gesicht, matte und unebene Fingernägel, Herzrasen, Herzklopfen, Schlafstörungen, Müdigkeit und Appetitmangel. Die Betroffenen haben keine Lust zu sprechen; die Zunge hat eine blasse Farbe.

Stagnation von Schleim und Feuchtigkeit durch Wettereinflüsse.
Klinische Symptome sind Schwindel, innere Unruhe, Schläfrigkeit, Appetitlosigkeit, weicher Stuhlgang bis hin zum Durchfall und ein aufgeblähter Bauch. Der Kopf schmerzt und wird als schwer empfunden. Die Zunge ist dick, breit, blass und mit einem weißlichen, öligen Film überzogen.

Leber- und Nieren-Yin-Mangel. Hier sind vor allem ältere Menschen betroffen. Außerdem können übertriebene geistige Arbeit, lange Krankheit oder ausschweifende Sexualität die Ursache sein.

Begleitsymptome sind Schwindel, Muskelschwäche, Vergesslichkeit, Tinnitus, Mundtrockenheit, Nachtschweiß und innere Hitze. Die Zunge ist rot und hat kaum Belag.

Info

Bei allen genannten Beschwerdebildern können auch Mischformen auf Sie zutreffen; zudem müssen die empfohlenen Übungen von Ihnen nicht unbedingt als optimal empfunden werden. Probieren Sie im Zweifelsfall einfach aus, welche Übungen Ihnen besonders guttun. Die Zeitangaben sind ebenfalls nur Vorschläge.

Wann lohnt sich hier Qi Gong?

Wenn ihr Hausarzt Ihnen mitteilt, dass Sie zu Bluthochdruck neigen, sollten Sie direkt mit Qi-Gong-Übungen beginnen – dann kann sich die Krankheit nicht weiter manifestieren, und Sie vermeiden, dass eine Medikation überhaupt nötig wird.

Wenn Sie bereits über einen längeren Zeitraum zu hohen Blutdruck haben und deswegen schon Medikamente nehmen, eventuell an deren Nebenwirkungen leiden, ist Qi Gong ebenfalls richtig für Sie. Nach ca. einem halben Jahr regelmäßigen Übens werden Sie die Medikamente wahrscheinlich reduzieren können – bzw. irgendwann sogar ganz weglassen können.

Vielleicht haben Sie aber auch schon sehr lange Bluthochdruck, doch die Einstellung durch Medikamente funktioniert nicht optimal. Qi Gong kann dazu beitragen, den Blutdruck stabil zu halten.

In allen Fällen sollten Sie sich bitte immer mit dem Sie betreuenden Hausarzt, Internisten oder Kardiologen intensiv absprechen und auf keinen Fall verschriebene Medikamente eigenmächtig absetzen!

Wie können Sie sich helfen?

Damit Sie auch als TCM-Laie im Krankheitsfall oder bei Störungen des Wohlbefindens Abhilfe schaffen können, finden Sie im Folgenden einige Fragen zu Befindlichkeitsstörungen und die möglicherweise zugrunde liegenden Ursachen – und schließlich Übungen, die Ihnen helfen können, sich selbst zu helfen. Voraussetzung ist jedoch immer, dass Sie sich regelmäßig Zeit für Qi Gong nehmen. Bitte suchen Sie bei schwereren oder länger andauernden Beschwerden auch den Sie betreuenden Hausarzt auf – dieser kann abklären, ob dahinter eine ernstere Erkrankung steckt.

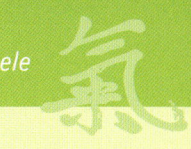

Erschöpfung, Verdauungsprobleme, Kälteempfindlichkeit

- Fühlen Sie sich müde und kraftlos? Ermüden Sie schneller als früher?
- Sind Sie immer häufiger traurig, lustlos und ohne Antrieb?
- Verspüren Sie oft Schwindel?
- Treten bei Ihnen oft Ohrgeräusche (Tinnitus) auf?
- Sind Sie blasser als früher?
- Ist Ihre Zunge auffallend blass und dick, so dass sogar ein Zähneabdruck sichtbar bleibt?
- Werden Sie selbst bei einfachen Tätigkeiten schnell kurzatmig?
- Haben Sie den Eindruck, dass alles an Ihrem Körper beginnt, sich nach unten zu senken, und Ihre Muskeln zu schwach sind?
- Leiden Sie an unbestimmten Rückenschmerzen oder einer Schwäche in den Beinen?
- Frieren Sie leicht, und/oder leiden Sie häufig an kalten Händen und kalten Füßen?
- Haben Sie häufig Verdauungsbeschwerden mit Völlegefühl, Blähungen und weichem Stuhlgang?
- Für Männer: Haben Sie Potenzprobleme?

Wenn Sie mindestens fünf der genannten Fragen mit ja beantwortet haben, leiden Sie nach der TCM an einer **Schwäche der Organsysteme Milz und Niere.**

Was können Sie tun?

Wenn Sie viel Zeit haben:
- Qi Gong im Gehen, Stufen I bis III, 60 Minuten, am besten morgens zwischen 9 und 11 Uhr
- Dadi-Qi-Gong, 20 – 30 Minuten um die Mittagszeit zwischen 11 und 13 Uhr
- Qi Gong im Liegen, Stufen I bis III, abends vor dem Schlafengehen

Wenn Sie wenig Zeit haben:
- Qi Gong im Gehen, Stufe I, 20 Minuten am Vormittag
- Qi Gong im Liegen, Stufen I bis III, abends vor dem Schlafengehen

Übererregbarkeit, inneres Spannungsgefühl

- Sind Sie ständig »auf 180«, übererregbar, nervös?
- Fühlen Sie eine innere Dauerspannung?
- Verspüren Sie ein Druckgefühl im Brustkorb, kardiologisch lassen sich aber keine Auffälligkeiten nachweisen?
- Haben Sie Schmerzen und ein Gefühl des Unwohlseins mit Engegefühl im unteren Brustbereich und im Oberbauch?
- Leiden Sie häufiger unter Schluckauf?
- Für Frauen: Haben Sie eine unregelmäßige, schmerzhafte Periode?

Wenn Sie mindestens drei der genannten Fragen mit ja beantwortet haben, deutet das auf eine **Stauung/Stagnation des Leber-Qi** hin, der Energiefluss ist hier blockiert.

Was können Sie tun?

Wenn Sie viel Zeit haben:
- Qi Gong im Gehen, Stufen I bis III, 60 Minuten am Vormittag
- Klopfübungen am Vormittag und über Mittag
- Dadi-Qi-Gong, 20 – 30 Minuten um die Mittagszeit zwischen 11 und 13 Uhr
- Übungsabfolge »Der Falke«, am Vormittag
- Qi Gong im Liegen, Stufen I bis III, abends vor dem Schlafengehen

Wenn Sie wenig Zeit haben:
- Qi Gong im Gehen, Stufe I, 20 Minuten am Vormittag
- Übungsabfolge »Der Falke«, am frühen Abend
- Klopfübungen am frühen Abend zwischen 17 und 19 Uhr

Kopfschmerzen, Erregbarkeit

- Sind Sie schnell erregbar und zornig?
- Leiden Sie häufig unter Kopfschmerzen?
- Schlafen Sie unruhig und haben schlechte Träume?
- Ist Ihr Gesicht häufig rot?
- Leiden Sie an Augenbrennen?
- Ist Ihre Zunge sehr rot und/oder hat einen gelben Belag?
- Haben Sie einen trockenen Mund oder einen bitteren Geschmack auf der Zunge?
- Hören Sie Pfeifgeräusche im Ohr wie Meeresrauschen (Tinnitus)?
- Haben Sie einen zu hohen Blutdruck?
- Neigen Sie zu Verstopfung oder sehr festem Stuhlgang?
- Hat Ihr Urin eine tief dunkelgelbe Farbe?

Wenn Sie mindestens fünf der genannten Fragen mit ja beantwortet haben, leiden Sie nach der TCM an aufsteigendem **Leber-Yang.**

Was können Sie tun?
Wenn Sie viel Zeit haben:
- Qi Gong im Gehen, Stufen I bis III, 60 Minuten am Nachmittag
- Qi Gong im Sitzen, Stufen I bis III, 20 Minuten am Nachmittag
- Klopfübungen mehrmals tagsüber

- Qi Gong im Liegen, Stufen I bis III, abends vor dem Schlafengehen

Wenn Sie wenig Zeit haben:
- Qi Gong im Gehen, Stufe I, 20 Minuten am Nachmittag
- Qi Gong im Sitzen, Stufe I, 20 Minuten am Nachmittag
- Qi Gong im Liegen, Stufe I, 5 Minuten zwischendurch, wenn Sie Zeit haben
- Klopfübungen zwischendurch, wenn Sie Zeit haben

Einschlafstörungen, Blässe, Brustbeschwerden, Lustlosigkeit

- Sind Sie häufig ängstlich oder traurig, lustlos und ohne Antrieb?
- Leiden Sie unter Einschlafproblemen?
- Werden Sie leicht wach und träumen viel?
- Haben Sie eine blasse Gesichtsfarbe?
- Ist Ihre Zunge blass, die Zungenspitze aber rot?
- Leiden Sie tagsüber unter Herzrasen und Herzklopfen – auch wenn Sie sich nicht belasten?
- Verspüren Sie ein Engegefühl in der Brust?
- Sind Sie kurzatmig, aber ohne Auffälligkeiten im Herzbereich?
- Sind Sie kälteempfindlich, oder haben Sie häufig kalte Hände und Füße?

Wenn Sie mindestens fünf der genannten Fragen mit ja beantwortet haben, leiden Sie nach der TCM an einer **Herz-Nieren-Disharmonie.** Diese Störung betrifft meist jüngere Personen bis hin zu Menschen mittleren Alters.

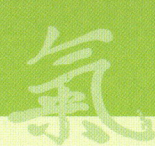

Was können Sie tun?

Wenn Sie viel Zeit haben:

- Qi Gong im Gehen, Stufen I bis III, 60 Minuten am Nachmittag
- Dadi-Qi-Gong, 20 Minuten am Nachmittag
- Übungsabfolge »Der Falke«, am Nachmittag
- Klopfübungen zwischendurch, wenn Sie Zeit haben
- Qi Gong im Liegen, Stufen I bis III, 10 – 20 Minuten am Nachmittag

Wenn Sie wenig Zeit haben:

- Qi Gong im Gehen, Stufe I, 20 Minuten am Nachmittag
- Klopfübungen zwischendurch, wenn Sie Zeit haben
- Qi Gong im Liegen, Stufe I, 5 Minuten am Nachmittag

Frühes Aufwachen, Kraftlosigkeit, Vergesslichkeit

- Vergessen Sie häufig Dinge?
- Können Sie sich schlecht konzentrieren?
- Können Sie gut einschlafen, sind aber früh wach und können nicht wieder schlafen?
- Leiden Sie an Schwindelgefühl mit Ohrrauschen?
- Fühlen Sie sich müde und kraftlos?
- Ist Ihre Zunge blass, die Zungenspitze aber rot?
- Leiden Sie an diffusen Rückenschmerzen mit Schwäche in den Beinen?

Wenn Sie mindestens drei der genannten Fragen mit ja beantwortet haben, leiden sie nach der TCM an einer **Leber- und Nierenschwäche.** Betroffen sind davon meist ältere Menschen.

Was können Sie tun?

Wenn Sie viel Zeit haben:

- Dadi-Qi-Gong, 20 – 30 Minuten am Vormittag
- Qi Gong im Gehen, Stufen I bis III, 30 – 60 Minuten am Vormittag
- Qi Gong im Sitzen, Stufen I bis III, 20 Minuten am Vormittag
- Qi Gong im Liegen, Stufen I bis III, 10 Minuten am Vormittag

Wenn Sie nicht mehr gut gehen können, führen Sie nur die Qi-Gong-Übungen im Sitzen und Liegen aus!

Wenn Sie wenig Zeit haben:

- Qi Gong im Sitzen, Stufen I bis III, 10 Minuten am Vormittag
- Qi Gong im Liegen, Stufen I bis III, 10 Minuten am Vormittag

Erkältung, Infektionsanfälligkeit, Müdigkeit

- Sind Sie oft müde und erschöpft?
- Ist Ihr Gesicht blass und ohne Glanz?
- Haben Sie Angst vor Wind?
- Bekommen Sie häufig eine Erkältung?
- Sind Sie generell anfällig für Infektionen?
- Kommen Sie schon bei leichter körperlicher Anstrengung ins Schwitzen?

Wenn Sie mindestens drei der genannten Fragen mit ja beantwortet haben, leiden Sie nach der TCM an einer **Schwäche des Abwehr-Qi (Wei Qi).**

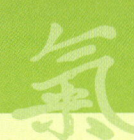

Was können Sie tun?

Wenn Sie viel Zeit haben:

- Qi Gong im Liegen, Stufen I bis III, 10 Minuten morgens vor dem Aufstehen
- Qi Gong im Gehen, Stufen I bis III, 60 Minuten am Vormittag
- Dadi-Qi-Gong, 20 – 30 Minuten am Vormittag
- Qi Gong im Liegen, Stufen I bis III, abends vor dem Schlafengehen

Wenn Sie wenig Zeit haben:

- Qi Gong im Sitzen, Stufe I, 20 Minuten während der Arbeitszeit
- Dadi-Qi-Gong, 20 – 30 Minuten am Nachmittag
- Qi Gong im Gehen, Stufe I, 20 Minuten vor dem Schlafengehen
- Qi Gong im Liegen, Stufen I bis III, abends vor dem Schlafengehen

Häufiges Wasserlassen, Schmerzen beim Wasserlassen

- Frieren Sie schnell, Ihr Körper aber ist warm?
- Haben Sie einen trockenen Mund?
- Ist Ihre Zunge rot und mit einem öligen Film überzogen?
- Müssen Sie häufig Wasser lassen?
- Kommt der Urin beim Wasserlassen schnell?
- Haben Sie Schmerzen, wenn Sie Wasser lassen?
- Ist Ihr Urin gelbrot gefärbt?
- Ist Ihr Unterbauch geschwollen?
- Haben Sie nach unten ziehende Schmerzen?
- Haben Sie festen Stuhlgang?

Wenn Sie mindestens fünf der genannten Fragen mit ja beantwortet haben, leiden Sie nach der TCM an **feuchter Hitze im unteren Sanjiao.**

Was können Sie tun?

Wenn Sie viel Zeit haben:

- Qi Gong im Gehen, Stufen I bis III, 30 Minuten am Vormittag
- Dadi-Qi-Gong, 20 – 30 Minuten ab 15 Uhr
- Qi Gong im Sitzen, Stufen I bis III, 20 Minuten am Nachmittag
- Qi Gong im Liegen, Stufen I bis III, abends vor dem Schlafengehen

Wenn Sie wenig Zeit haben:

- Qi Gong im Gehen, Stufe I, 20 Minuten am Morgen
- Dadi-Qi-Gong, 20 – 30 Minuten am Nachmittag
- Qi Gong im Liegen, Stufen I bis III, abends vor dem Schlafengehen

Bequemlichkeit, Abneigung gegen Bewegung, Angst vor Wärme

- Sind Sie eher bequem und mögen keine Bewegung?
- Werden Sie kurzatmig und brechen sofort in Schweiß aus, wenn Sie sich bewegen?
- Wird Ihnen bei Bewegung manchmal schwindlig?
- Haben Sie Angst vor warmem Wetter und Hitze?
- Ist Ihre Zunge mit einem ölartigen Film überzogen sowie auffallend breit und dick, so dass sogar ein Zähneabdruck sichtbar bleibt?
- Haben Sie häufig Durst, aber keine Lust zu trinken?
- Leiden Sie manchmal unter Herzrasen?
- Neigen Sie dazu, zu viel zu essen?
- Ist Ihr Bauch häufig gebläht?

- Haben Sie öfter weichen Stuhlgang, bis hin zum Durchfall?
- Haben Sie Ödeme an den Beinen?
- Für Frauen: Kommt Ihre Periode in unregelmäßigen Abständen?

Wenn Sie mindestens fünf der genannten Fragen mit ja beantwortet haben, leiden sie nach der TCM an einer **Stagnation von Schleim bzw. Feuchtigkeit.**

Was können Sie tun?
Wenn Sie viel Zeit haben:
- Qi Gong im Liegen, Stufen I bis III, 10 Minuten vor dem Aufstehen
- Qi Gong im Gehen, Stufen I bis III, 60 Minuten am Vormittag
- Dadi-Qi-Gong, 20 – 30 Minuten am Vormittag
- Qi Gong im Sitzen, Stufe I, 5 Minuten vor jeder Mahlzeit

Wenn Sie wenig Zeit haben:
- Qi Gong im Gehen, Stufen I bis III, 60 Minuten am Morgen
- Qi Gong im Sitzen, Stufe I, 5 Minuten vor jeder Mahlzeit

Gelenk- und Weichteilschmerzen (zum Beispiel Arthrose, Arthritis, Fibromyalgie)

Die TCM fasst solche Beschwerden unter dem Begriff »**Bi-Syndrom**« zusammen und unterscheidet vier verschiedene Formen – die Therapie ist in allen Fällen die gleiche.

- Wind-Bi: Sie haben wandernde Schmerzen; die Gelenke sind steif, strecken und beugen bereitet Probleme. Sie fürchten sich vor dem Wind.

- Kaltes Bi: Sie haben sehr starke Schmerzen, die aber fest an einer Stelle bleiben. Wärme verbessert generell die Schmerzen, umgekehrt verursacht Kälte eine Verschlimmerung.
- Feuchtes Bi: Sie haben muskelkaterartige Schmerzen, Ihr Körper ist schwer und taub. Die Schmerzen bleiben an einer Stelle und werden bei Bewegung weniger. Bei feuchtem Wetter nehmen die Schmerzen zu.
- Warmes Bi: Ihre Gelenke sind geschwollen und fühlen sich heiß an. Beim Anfassen verschlimmern sich die Schmerzen, und die Bewegungsfähigkeit ist eingeschränkt. Ihr Körper fühlt sich warm an, und Sie haben einen trockenen Mund. Der Urin ist gelbrot, der Stuhlgang fest.

Was können Sie tun?
Wenn Sie viel Zeit haben:
- Qi Gong im Liegen, Stufen I bis III, 10 Minuten am Vormittag
- Qi Gong im Gehen, Stufen I bis III, 60 Minuten am Vormittag
- Dadi-Qi-Gong, 20 – 30 Minuten am Vormittag
- Klopfübungen zwischendurch, wenn Sie Zeit haben
- Qi Gong im Liegen, Stufen I bis III, abends vor dem Schlafengehen

Wenn Sie wenig Zeit haben:
- Qi Gong im Liegen, Stufen I bis III, 10 Minuten vor dem Aufstehen
- Qi Gong im Gehen, Stufe I, 20 Minuten am Morgen
- Qi Gong im Sitzen, Stufe I, 10 Minuten während der Arbeitszeit
- Klopfübungen am Abend
- Qi Gong im Liegen, Stufen I bis III, abends vor dem Schlafengehen

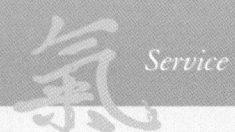

Glossar

An dieser Stelle finden Sie die wichtigsten im Buch genannten Begriffe noch einmal kurz und knapp erläutert. So können Sie rasch nachlesen, wenn Ihnen zwischendrin etwas unklar sein sollte.

Akupunktur: Therapieform der TCM, bei der das Qi mit Nadelstichen an Akupunkturpunkten beeinflusst wird.

Akupunkturpunkte: Rund 365 Punkte im Energiebandsystem des menschlichen Körpers, die direkt unter der Haut liegen. An ihnen kann man per Nadelstichen, Druck oder Erwärmung das Qi besonders gut beeinflussen.

Alltags-Qi-Gong: Qi-Gong-Form, deren Übungen sich sehr einfach in den Alltag integrieren lassen. Die Übungen aus Kapitel 2 in diesem Buch sind dieser Form zuzuordnen.

Dadi: Die »große Erde«, die Pflanzen, Tiere und den Menschen ernährt.

Dadi-Qi-Gong: Eine an westliche Bewegungsabläufe angepasste Qi-Gong-Form, die leicht zu erlernen ist. Die meisten Übungen im Stehen in diesem Buch gehören zu dieser Qi-Gong-Art.

Dantian: wörtlich: »Zinnoberfeld«. Als Dantian werden in der TCM die Energiezentren des Menschen bezeichnet. Das obere Dantian liegt an der Nasenwurzel zwischen den Augenbrauen; das mittlere Dantian in der Brustkorbmitte, das untere Dantian etwa zwei Fingerbreit unterhalb des Bauchnabels. Das untere Dantian ist das Hauptenergiezentrum und immer gemeint, wenn in diesem Buch von Dantian oder Energiezentrum gesprochen wird.

Dao (auch: »Tao«): Bezeichnet in einem der wichtigen chinesischen Philosophiesysteme, dem Daoismus (auch: »Taoismus«), den Ursprung allen Lebens. Mensch, Natur und Universum entstammen dem Dao.

Daoyin: wörtlich: »ziehen, führen«. Gemeint sind Bewegungen, mit denen die Energiebänder für das Qi durchlässiger gemacht werden und die die Konzentration auf das Führen des Qi verstärken.

Dong Gong: Qi Gong mit Körperbewegung. Siehe auch »Jing Gong«.

Du-Energieband: Eines der beiden außerordentlichen Energiebänder. Verläuft auf der rückseitigen Körpermitte im Bereich der Wirbelsäule. Ren- und Du-Energieband werden zusammen auch als »Meer des Yin und Yang« bezeichnet.

Energiebänder (auch: »Meridiane«): Leitbahnen, in denen die Lebensenergie Qi hauptsächlich fließt. Die verschiedenen Energiebänder bilden ein komplexes Netzwerk und verbinden die äußeren Körperschichten mit dem Inneren des Körpers. Sie gewährleisten außerdem die Verbindung der Organsysteme (nach der TCM) untereinander. Es gibt viele Energiebänder, wichtig für dieses Buch sind jedoch vor allem die zwölf Haupt-Energiebänder sowie die zwei außerordentlichen Energiebänder Ren und Du.

Energiezentrum: siehe »Dantian«.

Funktionskreise: siehe »Organsysteme«.

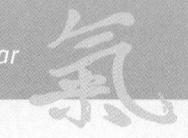

Gesundheit: In der TCM ein prozesshafter Zustand, der vor allem vom harmonischen Fluss der vitalen Lebensenergie – Qi – abhängig ist. Nur wenn das Qi und die anderen Kräfte im Körper im Gleichgewicht sind und der Mensch im Einklang mit seiner Umwelt lebt, kann er gesund sein.

Gong: »Tun«, Arbeit, beharrliches, regelmäßiges Üben. Siehe auch »Qi Gong«.

Hou Tian Zhi Qi: wörtlich: »Energien des späteren Himmels«. Siehe »Nachgeburtliches Qi«.

Huang-Di Nei-jing: wörtlich: »Die Medizin des Gelben Kaisers«. Eines der Standardwerke der Traditionellen Chinesischen Medizin. Der Überlieferung nach stammt es von Huang-Di, dem legendären Gelben Kaiser. Es enthält unter anderem wichtige Informationen zum Aufbau des Körpers sowie zur Entstehung, Vorbeugung, Diagnose und Behandlung von Krankheiten.

Jing: Einer der drei Schätze des Menschen. Die komprimierte Form von Qi.

Jing Gong: Qi Gong ohne Körperbewegung (die Mobilisierung der geistigen Kraft). Wird auch stilles oder ruhiges Qi Gong genannt. Siehe auch »Dong Gong«.

Meer des Yin und Yang: Andere Bezeichnung für Ren- und Du-Energieband.

Meridiane: siehe »Energiebänder«.

Moxibustion: Therapieform der TCM. Das Qi wird durch Erwärmen von Akupunkturpunkten beeinflusst. Man brennt hierzu sogenannte Moxa-Zigarren in der Nähe der Haut ab.

Nachgeburtliches Qi (auch: »Hou Tian Zhi Qi«): Das Qi, das durch Atem und Ernährung gespeist wird. Es kann durch den Lebenswandel (Ernährung, Bewegung, Lebensrhythmus) positiv oder negativ beeinflusst werden.

Organsysteme (auch: »Funktionskreise«): In der TCM meint man mit »Organ« nicht eine konkrete anatomische Struktur, sondern immer ein Organsystem, einen größeren Zusammenhang, in dem die Funktionen von ganz verschiedenen Elementen eine Rolle spielen (zum Beispiel Klimafaktoren oder Emotionen). Jedem der zwölf Organsysteme des Körpers ist ein Energieband zugeordnet; sie sind auch über die Energiebänder miteinander verbunden und nehmen aufeinander Einfluss.

Qi: Einer der drei Schätze des Menschen und wichtiger Begriff der Traditionellen Chinesischen Medizin. Wörtlich unter anderem: Energie, Luft, Äther oder Atmosphäre. Gemeint ist die universelle Kraft, die allem Lebendigen innewohnt und es bewegt – die Lebensenergie. Es gibt sehr viele verschiedene Differenzierungen von Qi. Ein ungehinderter Qi-Fluss im Menschen ist Voraussetzung für körperliche, geistige und seelische Gesundheit.

Qi Gong: Bedeutet in etwa »regelmäßiges Arbeiten mit der Lebensenergie« (von »Qi« = Lebensenergie und »Gong« = regelmäßige Arbeit). Körpermethode, in deren Mittelpunkt das Zusammenwirken von Atmung, natürlicher und ungezwungener Bewegung sowie Konzentration auf die Bewegung, die Atmung und das Führen der Lebensenergie Qi steht.

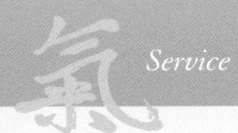

Qi Gong ist ein wesentlicher Bestandteil der TCM. Siehe auch »Jing Gong« und »Dong Gong«.

Ren-Energieband: Eines der beiden außerordentlichen Energiebänder. Verläuft auf der Mitte der Körpervorderseite. Ren- und Du-Energieband werden zusammen auch als »Meer des Yin und Yang« bezeichnet.

Sanjiao: Der Sanjiao oder Dreierwärmer ist eine Art Passage, in der verschiedene Organe liegen. Er hat als Hauptaufgabe die Aufspaltung der Nahrung und der Körperflüssigkeiten in einen reinen und einen unreinen Anteil, mit der Ausscheidung des unreinen Teils.
Der Sanjiao unterteilt sich in drei Bereiche oder Ebenen: Oberer Sanjiao: Herz und Lunge; Mittlerer Sanjiao: Milz, Magen, Leber, Galle; Unterer Sanjiao: Niere, Blase, Darm. Die Unterteilung in die verschiedenen Bereiche des Sanjiao entspricht der Unterteilung in verschiedene Energiebereiche des Körpers.

Shen: Einer der drei Schätze des Menschen. Steht für den Geist.

Tai-Ji-Qi-Gong: Besondere Form des Qi Gong, bei der die Aufmerksamkeit außerhalb des Körpers liegt und Energie von innen heraus nach außen geleitet wird. Beeinflusst von Tai Ji, der chinesischen inneren Kampfkunst. Die Übungsabfolge »Der Falke« in diesem Buch ist dem Tai-Ji-Qi-Gong zuzuzählen.

TCM: Abkürzung für »Traditionelle Chinesische Medizin«.

Tiao Xi: Regulierung des Atems.

Tuina: Manuelle Therapie in der TCM, d. h., es wird mit den Händen gearbeitet. Hierzu gehört auch die Akupressur, bei der die Akupunkturpunkte mittels Fingerdruck stimuliert werden.

Tuna: wörtlich: »herauslassen und aufnehmen«. Gemeint ist die Reinigung und Vitalisierung des Körpers durch Atemübungen – mit dem Ausatmen wird altes Qi ausgeschieden und mit dem Einatmen frisches, neues Qi aufgenommen.

Vorgeburtliches Qi (auch: »Yuan Qi«): Qi, das ein Mensch von seiner Zeugung mitbekommt; es ist in seiner grundsätzlichen Qualität relativ unveränderlich, kann aber zum Beispiel durch Qi Gong gepflegt werden.

Wu wei: Chinesisch für »Tun durch Nicht-Tun« oder »Nicht aktiv, eingreifend handeln« bzw. »Niemals tun, und doch bleibt nichts ungetan«. Gemeint ist hiermit, die Dinge fließen zu lassen und das zu tun, was zu tun ist, ohne sich zu diesem Tun zu zwingen.

Yin und Yang: Zwei Begriffe aus der chinesischen Philosophie, die eine Einheit bilden. Yin und Yang sind die zwei Extreme bzw. Pole, zwischen denen sich alles bewegt. Sie gehören untrennbar zusammen: Kein Sein existiert ohne sein Gegenteil. Yin und Yang sind außerdem im ständigen Wechsel – das eine geht fließend in das andere über. Außerdem existiert in dem einen immer auch ein wenig von dem anderen: Jedes Yin hat etwas Yang, jedes Yang etwas Yin. Ein Gleichgewicht von Yin und Yang ist die Voraussetzung für Harmonie.

Yuan Qi: wörtlich: »Energien des früheren Himmels«. Siehe »Vorgeburtliches Qi«.

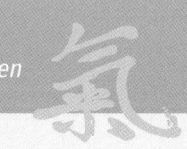

*Bücher, Zeitschriften und Adressen,
die Ihnen weiterhelfen*

Bücher

**Hecker, Hans-Ulrich / Peuker, Elmar / Steveling,
Angelika / Kluge, Heidelore:** *Handbuch Traditionelle Chinesische Medizin.* Haug Verlag in MVS Medizinverlage, Stuttgart 2003.

Maoshing, Ni (Hrsg.): *Der Gelbe Kaiser. Das
Grundlagenwerk der Traditionellen Chinesischen Medizin.* O. W. Barth im Scherz Verlag, 6. Auflage,
Frankfurt am Main 2005.

Qingshan, Liu: *Qi Gong.* Irisiana bei Hugendubel
Verlag, 3. Auflage, München 2000.

Sitte-Nadler, Ingrid: *Entspannen mit Qi Gong.*
Knaur Ratgeber Verlag, München 2006.

Yuan, Hong Li: *Qi Gong.* Nymphenburger Verlag,
3. Auflage, München 2003.

Zeitschriften

Tiandiren Journal
Organ der Deutschen Qigong Gesellschaft e.V.
Erscheinungsweise: zweimal jährlich

Zeitschrift für Qigong Yangsheng
Organ der Medizinischen Gesellschaft für
Qigong Yangsheng e.V.
Erscheinungsweise: einmal jährlich

Taijiquan und Qigong Journal
Organ des Dachverbandes für Tai Chi und
Qigong e.V.
Erscheinungsweise: viermal jährlich

Adressen

Deutsche TUINA Akademie
Wurzner Straße 95, 04315 Leipzig
Tel.: 0341/23 15 97 88
Fax: 08531/51 03 08
www.tuina-akademie.de
info@tuina-akademie.de

**Deutsches Zentrum für Traditionelle
Chinesische Medizin**
Johannesstraße 2, 94072 Bad Füssing
Tel.: 08531/23 20 03
Fax: 08531/23 20 04
www.tcm-online.de
dztcm@johannesbad.de

Deutsche Qigong Gesellschaft e.V.
Guttenbrunnweg 9, 89165 Dietenheim
Tel.: 07347/34 39 (montags und freitags von
9.00 – 12.30 Uhr)
Fax: 07347/92 18 06
www.qigong-gesellschaft.de
contact@qigong-gesellschaft.de

**Medizinische Gesellschaft für Qigong
Yangsheng e.V.**
Colmantstraße 9, 53115 Bonn
Tel.: 0228/69 60 04
Fax: 0228/69 60 06
www.qigong-yangsheng.de
info@qigong-yangsheng.de

Dachverband für Tai Chi und Qigong e.V.
Vorstand Dr. Stephan Langhoff
Am Elisabethgehölz 12, 20535 Hamburg
Tel.: 040/2 10 21 23
www.taijiquan-qigong.org

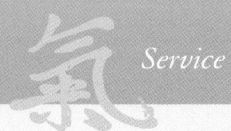
Register

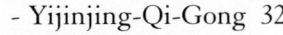

Heute schon
entspannt?

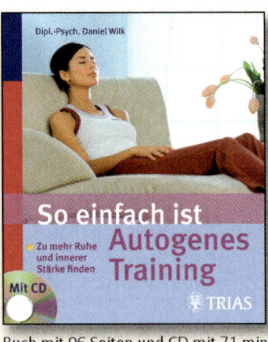
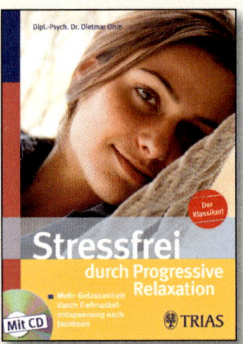
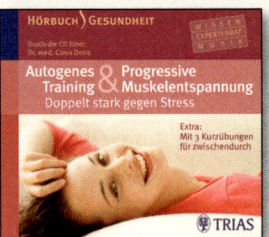

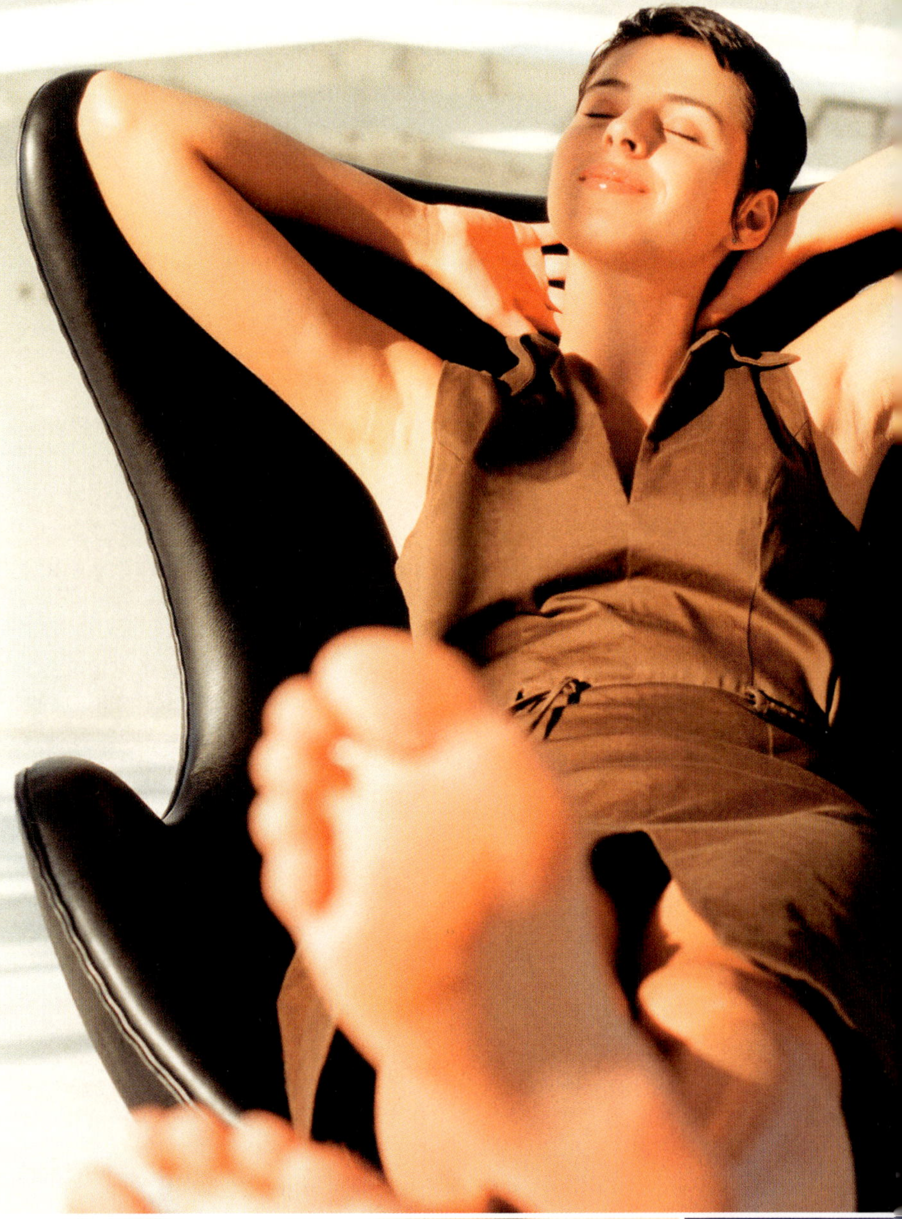

Danksagung

Besonders danken möchte ich meinen Eltern, die mich zu dem Menschen mit Herz und Liebe erzogen haben, der ich heute bin. Dankbar bin ich auch dafür, dass sie mir ermöglichten, mich im Ausland in der westlichen Welt weiterzuentwickeln, und mich dabei stets unterstützten. Ganz herzlich bedanken möchte ich mich auch bei Herrn Prof. Xianjin Wang von der Shandong-Universität für Traditionelle Chinesische Medizin, der zurzeit in der deutschen TUINA Akademie lehrt, sowie Dr. med. Arne Kapner, Leiter des Therapie-Zentrums der Fachklinik Johannesbad in Bad Füssing, für ihre wissenschaftliche Unterstützung.

Bibliografische Information der Deutschen Nationalbibliothek

Die Deutsche Nationalbibliothek verzeichnet diese Publikation in der Deutschen Nationalbibliografie; detaillierte bibliografische Daten sind im Internet über http://dnb.d-nb.de abrufbar.

2007 Knaur Ratgeber Verlag, München

© 2009 TRIAS Verlag in MVS Medizinverlage Stuttgart GmbH & Co. KG
Oswald-Hesse-Straße 50, 70469 Stuttgart

Wichtiger Hinweis

Die im Buch veröffentlichten Ratschläge wurden von Verfasser und Verlag mit größter Sorgfalt erarbeitet und geprüft. Eine Garantie kann jedoch nicht übernommen werden. Ebenso ist eine Haftung des Verfassers bzw. des Verlages und seiner Beauftragten für Personen-, Sach- oder Vermögensschäden ausgeschlossen.

Bildnachweis
Umschlagfotos: Silvia Lammertz
Umschlagklappe: Sascha Wuillemet
Fotos: Author's Lounge S. 5, 126; fl-online/innerhofer photodesign S. 64; IFA-Bilderteam/Walsh S. 42; Imagesource S. 128; Imago/mm images/David Ewing S. 31/Liedle S. 90; Jupiterimages/Botanica S. 80; Markus Röleke S. 4, 8
Alle Übungsfotos: Silvia Lammertz
Alle Diagramme: griesbeckdesign, München

Projektleitung: Katharina Harlfinger
Redaktion: Christiane M. Schröder, Petra Klose
Bildredaktion: Sylvie Busche (Ltg.), Markus Röleke
Herstellung: Dagmar Guhl
Umschlaggestaltung, Layoutkonzeption und Satz: griesbeckdesign, München
Reproduktion: Repro Ludwig, A–Zell am See
Druck und Bindung: Druckerei Uhl, Rudolfzell am Bodensee
Printed in Germany
ISBN 978-3-8304-3695-9

5   4   3   2   1

So üben Sie Qi Gong mit der CD

Auf der beiliegenden CD finden Sie drei Übungsprogramme mit Anleitungen, die Sie alle gesondert durchführen können. Idealerweise halten Sie dabei die hier vorgegebene Reihenfolge der Übungen innerhalb der Programme ein.

Die CD ist in 30 Tracks aufgeteilt. Mit der Programmierfunktion Ihres CD-Spielers haben Sie so auch die Möglichkeit, Ihre Lieblingsübungen auszuwählen und sich ein eigenes Programm zusammenzustellen. Probieren Sie einfach aus, was Ihnen besonders guttut und Freude bereitet.

Wenn Sie mit einer Übung Schwierigkeiten haben, lassen Sie diese einfach aus – und versuchen es zu einem späteren Zeitpunkt noch einmal. Denken Sie immer daran: Qi Gong soll ganz ohne Zwang ausgeführt werden – sonst können die Übungen ihre positive Wirkung nur schwer entfalten.

Bevor Sie die CD hören, lesen Sie sich am besten die entsprechenden Übungen sowie die Hinweise im Buch genau durch und betrachten die Fotos. So können Sie die Bewegungen leichter nachvollziehen und vermeiden Fehlhaltungen. Bitte beachten Sie auch, welche Übungen Sie bei bestimmten Erkrankungen nicht durchführen sollten.

Während des Übens helfen Ihnen die Visualisierungen, sich besser auf die Übungen zu konzentrieren und diese zu verinnerlichen.

Das Basisprogramm

Das ausgewogene Basisprogramm enthält alle Dadi-Qi-Gong-Übungen aus dem Buch und schließt mit den Klopfübungen. Es dient dazu, die Energie zu wecken und aufzubauen.
Hierfür sollten Sie ca. 35 Minuten einplanen.

Die Kurzprogramme

Falls Sie einmal nicht so viel Zeit haben, aber dennoch nicht auf Qi-Gong-Übungen verzichten wollen, ist eines der Kurzprogramme richtig für Sie.

Das **Morgenprogramm** startet mit den Übungen im Liegen, so dass Sie bereits im Bett Energie schöpfen und sich auf den kommenden Tag einstimmen können. Hiernach sollten Sie wieder die Klopfübungen ausführen, um das Qi im Körper zu regulieren.
Mit dem **Abendprogramm** können Sie Hektik, Stress und Ärger des Tages hinter sich lassen, zu sich kommen und Ruhe und Ausgeglichenheit finden. So werden Sie besser einschlafen können und am nächsten Morgen frisch und erholt aufwachen.
Sie beginnen mit der Übungsreihe »Der Falke« und enden mit Qi Gong im Sitzen Stufen I und II. Halten Sie hierfür bitte einen Stuhl oder auch einen Hocker bereit. Die beiden Teile von Stufe I und II führen Sie, wie im Buch angegeben, zusammen durch.

Ich wünsche Ihnen viel Spaß beim Üben mit dieser CD!